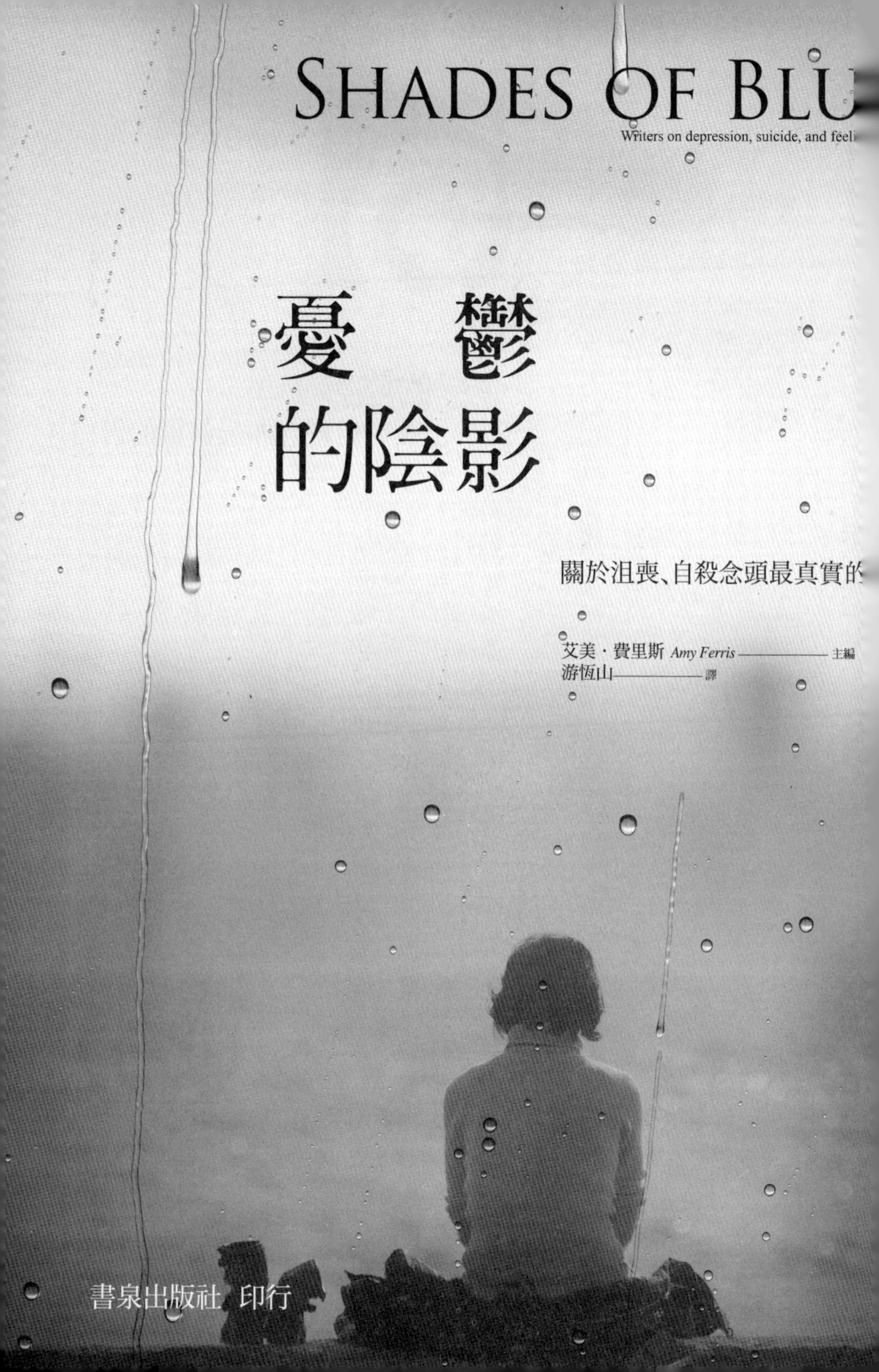

SHADES OF BLU

Writers on depression, suicide, and feeli

憂鬱的陰影

關於沮喪、自殺念頭最真實的

艾美・費里斯 *Amy Ferris* —— 主編
游恆山 —— 譯

書泉出版社 印行

家圖書館出版品預行編目資料

憂鬱的陰影：關於沮喪、自殺念頭最真實的
告白/艾美.費里斯(Amy Ferris)主編；游恆山
譯.--初版.--臺北市：書泉,2018.06
面；　公分
譯自：Shades of blue : writers on
depression, suicide, and feeling blue
ISBN 978-986-451-132-7（平裝）
1.憂鬱症　2.心理治療
415.985　　107006760

3Q43

憂鬱的陰影：
關於沮喪、自殺念頭最眞實的告白

主　　編 — 艾美・費里斯（Amy Ferris）
譯　　者 — 游恆山
發 行 人 — 楊榮川
總 經 理 — 楊士清
副總編輯 — 王俐文
責任編輯 — 金明芬
封面設計 — 黃聖文
出 版 者 — 書泉出版社
地　　址：106臺北市大安區和平東路二段339號4樓
電　　話：(02)2705-5066　傳　　真：(02)2706-6100
網　　址：http://www.wunan.com.tw
電子郵件：wunan@wunan.com.tw
劃撥帳號：01303853
戶　　名：書泉出版社

總 經 銷：貿騰發賣股份有限公司
電　　話：(02)8227-5988　傳　　真：(02)8227-5989
地　　址：23586新北市中和區中正路880號14樓
網　　址：www.namode.com

法律顧問：林勝安律師事務所　林勝安律師

出版日期：2018年6月初版一刷
定　　價：新臺幣380元

給 KRISTA, MERRIK 和 KEN

兩位美麗的女神，和一位性感的紳士，提升我、擁抱我、編輯我、支持我，而且給我一切的良善和慷慨，讓這本書有了生命。這本文選集因爲有了你們才得以孕育而生。

序言：關於憂鬱的眞實告白

AMY FERRIS

這是今早我所知道的。

在喝咖啡後。

在喝酒前。

昨天朋友問我，妳曾試過嗎？是的，我說，是的，我試圖自殺過。很顯然，這個話題是圍繞著羅賓·威廉斯（世界聞名的諧星）和他死亡的消息。是的，我說……那時候的我年輕，很年輕，而且非常多愁善感。那時候的我悲慘、不快樂，而且覺得自己在這世界上孤單一個人。我感覺像是沒有人知道那是什麼情況，那般地潮溼黑暗。每一件東西像瀝青般地漆黑，一切都沒有色彩。只是黑暗和孤獨，我現在所能夠描述的，在我生命那時就像是處在一個森林中詭異黑暗，而且你不知道要轉向哪一方，所以像嬰兒學走路一樣地移動。很小的步伐，因爲你不知道你在哪裡，你看不到任何東西，而且你不知道如何找到出路，你伸出手想觸摸東西，但是卻什麼都沒有。你跌倒了，但不知道如何站起來，所以就先用膝蓋跪著，然後慢慢的，很慢的，站直……開始在黑暗中行走，你不知道你會不會成功的走出來，你只是安靜地希望、祈求，禱告你會成功。然後我告訴她——我的朋友——你知道有這樣一句話，「在隧道的盡頭一定會有亮光」嗎？可是，事實是沒有隧道。在這一切的漆黑裡，沒有隧道。不必想在盡頭會有亮光……因爲你根本找不到隧道。

所以，是的……我試圖自殺，使用藥物，經歷過洗胃，還有接下來的程序。但是我是幸運的、好運的、得到祝福的，你要怎麼稱呼都可以，因爲在十九歲時，有人想拯救我、幫助我、抱住我。而後我變成了一個佛教徒，接下來的每一天我和我的惡魔、不快樂以及自怨自艾搏鬥。哦，不能說是每一天啦，有些日子它們比我強，我幾乎不能動，但是我極力抵抗。所以有些日子我贏了，而有些日子它們贏了，而有些日子我們打成平手。有些日子，我想要自殺，而有些日子，我不只是想活而已，還想要活得有熱情，找尋生活中的美和找尋愛情。然後我找到了，我發現一件事，就是你必須救你自己的生命。因爲如果你想依靠別人救你，那個救你的人會很疲累，他們要緊緊抓住你，他們的手會痠。接著是我的頓悟，我早餐時的頓悟：如果你眞的想救自己，你必須願意去救別人，抛給他一條救命的繩子，抓住他、救他、幫助他、抱住他。你必須願意去了解另一個人所承受的折磨和痛苦，然後看著他的眼睛，對他說，我知道你的感覺。

我。知道。你。的感覺。

我做你的後盾。

我會擁抱你，我會緊緊地擁抱你。

而事實是，眞正的事實是如此：我們這些遭受憂鬱打擊的人，總會認爲我們還不夠好，有些日子幾乎無法起床，努力的找尋自尊和愛自己……當我們能運用自己的痛苦和折磨，我們才能了解另一人的心……它沒有減少我們的痛苦，或讓它看不見，或消失——但是它的確把它變得比我們還大；它使得我們的努力有代價。我注視我認識的人們——有一些很熟悉，有一些只是略爲認識——有些人已經來回地獄好多次，他們用他們每一天的生活去激勵、鼓勵，以及喚醒其他人內在的良善和偉大的情操，因爲他們知道那種全然破碎，破裂成一片一片的感覺是什麼。

是的，我嘗試過自殺。

而我十分高興，我沒有自殺成功。

我高興，很高興，在這件事，我的嘗試是失敗的。

因爲我還是每一天起床，做我每日的工作，面對我自己的惡魔——就像所有其他美麗的、不完美的、從危險邊緣存活下來的人，這些都是你在接下來的書裡會讀到的——接下來就是我要展現我的本領，然後告訴你們每一個人：你們是令人敬畏的。你們是世界上魔術一般的產物，神奇而擁有寬廣的胸懷，所有的人都是獨一無二。因爲實情是：即使在我們處於黑暗的時刻，即使在我們處於悲傷的時刻，即使在我們處於心碎的時刻，我們內在，擁有魔術般的神奇能量，我們會閃亮、會發光；我們就是神、佛陀、國王以及皇后。

當我決定採用這個主題——憂鬱、自殺、心理健康的問題——我認爲我知道什麼是勇氣，它是怎麼一回事，但我錯了。我不假思索就可以這樣說。我以前時常認爲自殺是一條出路，可以消除我的痛苦、我的心碎、我的悲傷、我的情緒激盪、我過去被虐待的關係、我的害怕，以及令我失能的自我懷疑。對我來說，其實自殺是繼發的思緒及衝動，我最先的念頭是想要生存下去，如何脫離眼前的情況。我了解爲什麼有些人會奪走自己的生命。我了解那種時候，完全盲目的時刻。我也了解爲什麼有人常說要從一數到二十，吸氣和吐氣，把槍放下，把藥丸放回罐子裡，把絲巾解開，坐下，呼吸，打電話，求助，與人接觸，再一次一次一次的與人接觸，再給自己一次機會。生命是珍貴的，就算在最糟糕的時候也是。因爲就算在最糟糕的時候，總是有某些東西在那裡——一個回憶，儘管，只是一個很小的回憶——就能把我們拯救回來，回到原點。要勇敢的說出來：「我不快樂。」說出來，並大聲宣告：「請妳幫助我，抱住我。」要勇敢的分享我們生命裡——那些混亂的、骯髒的、殘缺的、複雜的生命片段，也需要很大的勇氣把痛苦保持祕密。畢竟，我們生活在這個世界裡，多年以來，那個圓形的黃色笑臉始終是最熱門的推銷員。人們喜歡快樂。哭喪的臉是永遠賣不出去的。帶著憂傷在臉上是需要莫大的勇氣。需要膽識帶著愁容，擁有愁容，而且說：「這是我的故事，或許有一天它能夠幫助你……」

所以這本書是爲你而寫。不管你是男人或女人，女孩子或男孩子，以及那些永遠——永遠——帶著像天上繁星那麼多傷痕的人。

你們是多麼的神奇，令人難以置信。
你們的確是。
的確就是。
所以繼續前進，展露你美麗的才華，今天就去了解——完全地了解——你不是孤單的。
這是我可以確知的。
我用我的生命跟你保證。

目錄

1 打開敞篷車的車頂*

BEVERLY DONOFRIO

那是一九七一年，我二十一歲，開始相信一切將會變得美好。我可以合法的在酒吧裡喝酒，不會因爲沒有車而關在家裡，因爲我的兒子已經可以伸出大拇指和我一起搭便車。捷生（Jason），現在三歲，喜歡到處遛達，而且已經可以自己料理自己的事，這很好，因爲我太年輕就做媽媽了，自己都還無法照顧自己。現在我們可以唱著「披頭四」的歌，在房子裡自在的跳舞。當他比我早起，他可以自己倒麥片和牛奶，然後觀看卡通，他在九點、十點以前都不會煩我。

有時候我向媽媽借車載他去青蛙池，我們整個下午坐在那裡，水裡的青蛙眼睛露出水面，烏

* 直譯：把敞篷車的車頂放下來開車（隱喻著：自由、開放、快樂的心情。）

龜爬上浮木。他變得體貼的說：「妳是我的母親，但是妳又像是一個姊姊，對不對？媽媽。」

對這樣的說詞，我必須抱抱他，因爲我新的育兒哲學是：假如我快樂，我的小孩也會快樂，所以我保持風趣。他每星期會在我父母的家裡睡幾個晚上。那些日子我會帶換洗的衣服給我母親洗，和妹妹們一起看白天的電視連續劇，留下來吃晚餐，然後和我的好朋友一起去義大利酒吧。

一些可愛的、喜歡自吹自擂的傢伙在義大利酒吧。

跟著點唱機的音樂跳舞。

在月色下乘坐在小卡車後面的載貨區，還故意不開燈……疾駛而過高爾夫球場的灑水器。

有一次出遊，我看到一棵橡樹樹皮龜裂的紋路，就像是世上的路，要做出許多不同的選擇，決定許多方向。我突然有一種期望。我要離開這個鎮，而當有一天我回來的時候，我會開著一輛紅色跑車，車的敞篷是放下來的，我的長髮飄蕩著，並展現給每一個人知道，他們對這個高中就懷孕的可憐女生，有多麼錯誤的看法。

結果，快樂的時光沒有持續。我有一個朋友借了我的房子販賣像垃圾袋那麼大袋的大麻。事實上，那時候我正和一位男性友人在樹林裡唱歌彈吉他。那不是我的大麻，只是房子是我的。但是那個老法官以嘲笑的口吻說：「妳是一個靠救濟金過活的媽媽，還要販賣毒品賺錢啊？我不會輕易放過妳的，但是我也會考慮到妳有小孩子要照顧。」我的名字被印在報紙的頭版。現在不只是一個未成年生子、領救濟金的媽媽，我成了販毒集團的首領，而且一輩子都是一個「已定罪的重犯」。

現在只要我在超市結帳排隊時，人們會多瞪我一眼，不只是因爲我用政府發的糧票，而是因爲知道我是誰，所以都不敢靠近我，我不責怪他們。如果他們離我太近，我可能會把壞運氣傳染給他們。

我相戀中的這個男生也和一般人一樣不敢靠近我，但是性太美妙了，所以他每星期五晚上在酒吧關門後會過來，他會把車子停在另一個街區上。他是一位學校老師，他說如果被人知道我們在一起，他會被革職。

每一星期我要到鎮公所報到，我的假釋官的問話都帶有性騷擾的味道：「近來有沒有群交啊？有沒有施打海洛因？你們嬉痞從事的活動就是這些，不是嗎？」我拒絕回答。

我現在的感覺就像是小時候在百貨商場裡走失一樣，找不到媽媽，覺得好像我以後再也看不到她了，有一種無助感。我是如此地孤單。我每晚會吃掉半條「奇異麵包」的吐司（Wonder Bread是美國知名品牌的吐司麵包），就是烤吐司塗上奶油或果醬，我用吃來安慰自己。

我長得太胖了，有贅肉。

我的衣服都不合身了，所以爲了捷生他幼稚園的入學日，我媽媽買了一條新的牛仔褲給我。當捷生和我手牽手走在學校走廊的時候，我沒有在想我會多麼想念我的小孩，反而擔心被別的媽媽認爲我那麼年輕就有小孩，我散發出的是「白種人的垃圾」之感（White Trash）。（白人自認爲偉大，覺得有優越感，他們認爲人類的文明是他們創造的，如果有一些白種人不爭氣，就如此稱之。）

當我們到了教室，捷生不想放開我的手，我拉了一張椅子給他，他坐得直挺挺的，手合起來放在桌上，眼睛瞪著前面，很勇敢的樣子。他看來長大不少，頭髮側分，條紋襯衫的衣領上有扣子，但他也露出害怕的樣子，我想我會為此心碎。

放學後，他交給我一幅畫有我們兩個人但沒有畫手的蠟筆畫，還有教我一首今天剛學的新歌。隔天我送他上校車，就回來躺在床上，沒有再起來，直到他回家。

捷生有了他的生活，而我還沒有頭緒如何找到自己的生活。

我去了一家鐵工廠應徵檔案管理員，也去醫院應徵操作心電圖（ＥＫＧ）的人員。跟我會談的人都問我如何處理小孩子，因為他有半天會在家；還有如果小孩生病該如何處理，我說我媽媽會照顧，這是繃著面孔，硬著頭皮說謊，因為我媽媽有她自己的工作。而事實上，我還不知道要如何上下班，因為我沒有車，而且也沒有大眾交通工具可搭乘，其實都無所謂，因為他們再也沒有通知我。

我就像捷生抓到的青蛙，關在咖啡罐裡，想跳出來，頭會碰到塑膠蓋。每當捷生想抱我的時候，我感覺是他把我往下拉。我發現我每一天都會對他吼叫，我的生活已經敗壞了，而我現在也在敗壞他的生活。我的父母喜歡捷生過去住，而捷生也喜歡住在那裡。如果他不喜歡吃那天的晚餐，我媽媽會為他準備特別的給他吃。每晚都會有點心，冰箱裡會有冰淇淋，好幾盒餅乾，家裡有一條狗、一隻貓、一個男人，還有我兩個妹妹。

捷生離開我會對他比較好，生命從來不是公平的，而且現在更是殘酷、不安全、醜陋。如果有什麼好事發生，也會有對等的壞事發生。好人在做好事卻被刺殺，例如：甘地、甘迺迪總統、馬丁．路德．金恩（美國的黑人民權運動領袖）。我有朋友死在越戰，其實美國人就是腦殘也知道越戰不會讓美國人獲得自由。有個朋友從越南回來告訴我，他的工作就是撿拾屍體殘塊，放入袋子裡，運回國。想到這些畫面，會讓我晚上睡不著覺。電視播放一個和尚自焚，人民示威暴動，城市裡四處焚燒，警察使用暴力。

我充滿了對這世界的悲傷，我無法忍受它。

我對我自己也無法忍受。

我是一個肥胖、難看、悲傷的軀殼，任何有腦袋的人都會跑離我。更糟糕的是我不是好人，我有個壞脾氣，而且我不知道感激，我自私，會爭執，不知道什麼時候應該閉嘴。我動不動就會說髒話「幹」（fuck），雖然我知道我可以不說。我知道我是罪有應得，而我不知道悔改。我深深知道，當我不再懷抱希望（成了行屍走肉）時，生活會給我狠狠地一擊，所以我必須保持警戒，但是這種想法只會使我筋疲力竭。早上起床時，我覺得兩腿像水泥般沉重，眼睛不想看，耳朵也不想聽。我想消失不見，無人知曉。

自殺會使我得到解脫。

自殺會使我得到釋放。

自殺是我能夠想到的唯一出路。

我的死亡會是我兒子的禮物。他只有五歲，如果對我有記憶的話，也只是一點點。

那晚捷生在我父母家過夜，晚上八點，我爬上床，而且倒了一百顆的阿斯匹靈在餐巾上，有人說過這樣的劑量可以使我的胃穿孔，使我流血致死。因爲我一天睡十六個鐘頭，所以我會在睡眠中死去。我開始一次呑兩顆，忽然看到牆上還有一些血跡斑點，那是我打死的蚊子留下來的，我一直沒有去清洗牆壁，當時我懷孕，家裡沒有裝紗窗。我到底是哪裡出錯了。我曾經想過我以後要做個作家，住在紐約市，會有一些怪異有趣的朋友，有許多錢，到世界各國旅遊。但是我卻面對這樣的事實：從一出生我就一直在傷害自己良好的特質。這些念頭打醒了我，這時我已經服用了大約二十顆。

突然一句話進入我的思緒，就像一片羽毛飄進了我張開的手，「黎明前是最黑暗的」（It's always darkest before the dawn.），接著又一句，「當冬天來了，春天也就不遠了」（When winter comes, can spring be far behind?）

就像水庫的堤壩破裂了，我淚水決堤哭到天亮，而且我做了一件以前沒有想到過的事，我打電話到醫院找尋心理治療。

經過幾年的治療，六個不同的治療師，打坐冥想，練習瑜珈，念玫瑰經（天主教贖罪祈禱的經文），還經過幾次的低潮情緒後，我回到我的故鄉參加軍人節的遊行，我高中的朋友開了一輛紅色Corvette敞篷跑車，我坐在乘客座，跟大家招手。

2 自殺，一個愛的故事

MARK S. KING

這故事如鬼魅一般浮現在我清醒的時刻。這故事是關於許多鬼魂的故事。

故事起始於當愛滋病（AIDS）在我的社交圈裡開始進行謀殺之時，當同志們了解死亡成了他們的親密夥伴之時，當時死了太多人了，無法一一追悼。使我心碎的是，我覺得那些年輕人他們從不注定要回應死神的問話（意思：他們不是註定要死得那麼早，他們是冤死的）。

這些死亡的事件，經過了數十年，逐漸的遠離了我，只剩下這件。

這是將近三十年前了，我的哥哥理查（Richard）用他那沙啞的聲音打電話給我，自從他的愛人艾默（Emil）身體開始衰退，已經有一段時間很安靜了。理查是我的好榜樣及楷模（role model），大我十二歲，他也是同性戀，他告訴我說艾默想見我。

「就是今晚」，理查說。不到一個鐘頭，我和我的男友查理（Charlie）就走進了他們房子的前門。

理查帶我們到客廳的沙發前，毯子成堆的疊著，艾默的頭露在外面，顯得瘦小、年老，又有小孩子般的樣子，儘管他還不到五十歲。一有彎管的讀書燈在艾默的身邊，發出戲劇般的黃色光芒照在他的臉上。就像是醫院的病房裡，我常看到刺眼的日光燈，從上往下照在那些垂死的朋友身上，顯現著他的病況。

「嘿，艾默，」查理說，帶著一種不相稱的友善，雖然我才二十出頭，我知道不能以平常的開頭語，「一切可好？」來對一個病危的人問候，這是基本的社交禮貌。

「哈囉，查理。」艾默用微弱的口氣說，他的聲音是帶著疲倦的氣音，沒有使用到聲帶。他看來像是縐縮了。

毯子動了動，艾默伸出了一隻瘦弱、上了年紀的手，對理查做了個手勢，他看了知道意思，就離開了房間。我和查理思索著詞彙，不知該說什麼，結果還是無話可說。

理查拿了一個信封回來，把它放在我的手裡。我對查理微笑著，注意到理查和艾默沒有表情，不知所然。我打開信封，抽出來，裡面是一百元的百貨公司禮券。我馬上說很感謝，但是這種愉快的口吻，就像是我在謝謝同事給我的生日禮物，我感到困惑的表情便顯現在臉上。

艾默喘著氣說：「這是感謝你這幾個月來的幫忙……」

理查露出了最完美的微笑，我馬上就察覺到這是他買的。我想像著他開車進城到那家百貨公司買了那種禮券，完全是聽命於艾默的指示，他同時心中還要擔心著，他回來的時候，他的愛人是不是還活著。

艾默睡眼惺忪的眼睛看著理查，我察覺到該離開了。我靠向艾默，手若有似無的掠過他的毯子，算是一個道別。理查帶我們出去，當我們車子駛離的時候，站在前廊。我注意到他關了前門，前廊的燈熄掉了。

只過了三個晚上，我們又收到通知。理查用明確的口吻在電話上說艾默已經過世了，一個鐘頭後我們仍覺得心情很亂，雙眼無神。

理查指引我們到了起居室，看不到艾默。這幾天他在主臥室裡的床邊陪伴他的愛人，他的大體還在床上，但是我們看不到。我可以聽到有車子接近，查理轉身拉開了我們後面的窗簾。

「不」，我說：「不要，我們還是不要看。」他放下了窗簾。這車子，葬儀車（靈車），緩緩地靠近，就在窗戶前走道的旁邊。

我們互視著，只是注意聽著他們搬動艾默時產生的聲響。聽到擔架的輪子轉動的聲音，從主臥室移出通過整個房子。前門嘎吱的聲音，還有他們含糊不清的指令聲，沉重的車門打開關閉的聲響。我好想把窗簾拉開，瞧一下，但是我又不敢。

車子開動變檔，退出了車道，直到車子下了斜坡，車聲遠離了，我們才鬆了一口氣。

理查走進起居室，我們兩個坐得直挺挺的。我不能夠說話，不能夠用任何同情的話語來破壞這個莊嚴的時刻。

理查要求我留下過夜，查理給理查一個無聲的擁抱就離開了。我和理查沒有熬夜，也沒有說什麼話。他進了他的臥房，我睡在沙發，隱約聽到他哭泣的聲音。

早上我被理查講話的聲音吵醒。他在房間的另一頭用電話通知他們的朋友，他老朋友的通訊錄一半捲起來放在膝蓋上。我靜靜的起身靠近他，他如同將自己隔絕，不接受任何安慰。

每一通電話都是一樣的講法。首先是帶有倦意的「哈囉」，再輕輕地說他有個不幸的消息要說。接著是比較清楚的說出他以前害怕說的：「艾默死了。」現在卻要重複說十幾次，在他愛人過世的早晨。在那些片刻，我終於了解極度恐懼的意義（親人過世後，你往往需要對探視者反覆述說這件事，你漸漸才能正視及接受死亡的事實）。

理查開始的幾次電話通知進行得還算順利，可是經過對方不斷的「慰問」，他也重複在每通電話裡說著「謝謝」，「是的，他一定是的」，「我知道他已經沒有痛苦了」，就是這樣的慰問打擊著他。他一再地哽咽，連說再見都說不清楚。

他喘口氣停頓一下，用含著淚水的眼睛，從朋友通訊錄裡，選定下一個名字，拿起電話再打。重複一樣的過程。

我哥哥這種堅強的形象一直留在我腦海裡，我甚至還會夢到。

這些記憶很黯淡，但一直不曾遠離過，那段時間死去的比活著的多，我慶幸我能夠安然無恙和愛滋病毒（HIV）生活了三十年。和我比較親近的朋友都死了，我的祈禱有被應許了。我無法解釋自己贏得健康，這眞是悲劇般的勝利，我無法忍受。爲此我常常迷失在罪惡感和感恩的十字路口（罪惡感是因爲好朋友死了，自己卻活得好好的）。

悲傷會不預期地來找我。當我看到墓園（美國墓園，整理的像是公園一樣，而且常常是住宅區附近就會有），就像是透過濾鏡看世界；那些放在抽屜裡摯友的照片，看起來一直都是那麼的年輕；衣櫃裡那些借來穿的衣服，以後永遠不必還了。這些像是不定時的炸彈，哀傷的回憶隨時都會被引爆。

我哥哥的伴侶死於世紀病毒後，過沒幾年，理查親自爲我送來一個造成更大慘劇的炸彈。這是一個悲劇故事裡更悲哀的故事。痛苦像是滾動的石頭會越聚越多。

「我有告訴你關於艾默死亡的那晚發生的事情嗎？」我哥哥理查問我。

我點點頭回答：「是的，理查，我有在那裡，所以我的意思是——」

「你是事後才到，」他說著，也喝了他手裡拿的酒，「想不想知道他是如何死的呢？」，他有點神經質地發問，很符合他現在的情況，一手拿著菸，他戒菸很久了，突然又吸起菸來，另一手裡拿著一杯雞尾酒，那是他進門後跟我要的。

「不是我不想告訴你，馬克，」他說著，又跟我再要一杯酒，他說這話很奇怪。

我走到廚房打開一瓶伏特加酒，開始覺得一種陳舊又熟悉的痛楚。我忙著從冰塊盒裡敲裂一些冰塊，準備加到他的酒裡。理查繼續說：

「艾默在胸前有插入一種管子……」他開始說故事了，我不確定我會喜歡聽。

「希克曼導管。」我說。

「沒錯。」他伸手去拿那杯伏特加酒加冰塊，冰塊還在裡面旋轉。「可是那管子出了點狀況，就在前一個晚上發現管子膨脹了，所以我們就把它拿掉。」

我找了個椅子坐下，理查來回走動。

「次日早上護士來了，而艾默很頑固，他不要新的希克曼導管。」他一口喝乾了他的酒，深呼吸了一口氣，「當護士說：『艾默，要走的話，絕食不是好方法。』艾默說：『不會，不會，我不這樣做的。』我感受到他接下來要做什麼的一種暗示，我記得他看起來很累，筋疲力盡了。」

其實這不是我原訂的計畫，我本來是要他來幫我選一個生日禮物送給一個密友，他現在住在愛滋安寧病房，他無親無故，所以等他走了以後，我還可以收回自己身邊。但是我哀傷的選擇，敵不過我哥哥講的故事。

「我送走了護士，回到了艾默的身邊，他握住了我的手，然後說，『你知道就是今天了，知道嗎？』」

理查看著我，但沒有察覺出我臉上已經出現了驚嚇的表情。

「我知道艾默要我說『是的』，所以我就如此回應，但內心卻是吶喊著：不要！不要！」

理查停下來，我發現這時的安靜是一種折磨。

「然後呢？」我說，「聽起來他是在對自己負責……」

「喔，他是很鎮靜沒錯。」他回答說，「他告訴我去拿那本書，就是關於如何自殺的書。」

理查接下來的幾個說明，我沒有完全跟上，「這本書」套住我的思緒。

「所以，我讀了那幾章我們原先就選好的。」理查說著，「書上說要用烈酒服藥，我有一些Seconal鎮定劑和蘇格蘭威士忌。」

我知道有協助自殺的這種事，但是沒有聽過它的運作程序的第一手資料，也沒考慮過關愛的人需要著手的準備工作，也沒親眼看過像似被鬼魂纏住的結果，就像這個人現在坐在我的客廳裡不停地吸菸。

「我要敬他酒，就像書裡面寫的一樣，」他繼續的說，「而當我們等著敬酒時，我打開膠囊，把粉末倒進杯子裡。」

我想像著我的哥哥把藥粉灑在酒杯裡，艾默也在看著，我好奇是不是還有加上一些互相鼓勵的話（**small talk**：簡單客套的話）。

「我倒了兩杯的蘇格蘭威士忌，他說他現在就要喝，」他尾音很輕地說著，「我要他等一下，等一下，等一下……我想抱著他。我想要做得對，你知道嗎？他一直想去拿杯子，我就說了『艾默，不行。請等一下，我必須再說一次我愛你……』」

說到這裡，理查開始淚眼模糊，他的身體開始顫抖，他的酒杯大聲的碰撞著咖啡桌，他放下來，雙手摀著臉。

雖然如此，他還是繼續。

「艾默一口就乾了一杯，做了一個鬼臉，然後就躺回他的枕頭。」理查抬起他的臉看著我，臉上露出哀傷的表情。「艾默對我常說：『當你走的時候，你會是孤單地走。』我恨這樣對他，我要他感覺到我也在那裡，所以我緊緊握住他的手不放……」

我注視著我哥哥，他淚如泉湧順著他的面頰流下。他的眼睛四下張望，嘗試聚焦在一些事物上，任何事物，這樣眼睛會比較舒服，也看得清楚。

我無法說出我的感覺，是憐憫？或是震驚？我們可以在自己的靈魂內辨別多少種的痛楚？

「書上說，在心臟停止後，要等二十分鐘，再打電話給醫生，我盡力往他靠，只是要聽他心跳，但是我沒辦法，我只聽到我自己的血液怦怦的衝擊著我的耳朵！接下來的二十分鐘……」

他的聲音漸低了，終至於消失。我們動都沒有動一下。

「那你在那二十分鐘裡做了什麼？」我終於問話了，被我自己的聲音嚇了一跳。

「放聲大哭啊。」他簡單的說。

安靜吞沒了我的公寓，圍繞在這個字詞上。

我的手臂環繞著他，他繼續哭泣。一切都不要緊的，我心中在想。哥哥，不要緊的，你可以再快樂的。理查，我的哥哥，哥哥。

他接受著我的擁抱，但是他的心跳逐漸遠離，他的心臟停頓了，是咖啡桌上那杯無動於衷的雞尾酒裡的藥效發作了，只有杯子裡融解中的冰塊還會動一下。

3 三個女孩，笑

BETH BORNSTEIN DUNNINGTON

我們是三個女孩子在一起，笑——伊娃（Iva），瑞娜（Rena），還有我貝絲（Beth）。

瑞娜死了五年後，我生了一個女嬰，就給她取了這個名字：希伯來語是Rena，英文是Marena。她以後對人說到她的名字時，需要特別說名字裡那個「依」音，是字母「e」，不是傳統的「i」。是的，這是不按照傳統的，就像另一個跟她同名的人也完全不按照傳統，瑞娜・夏皮羅（Rena Shapiro）：就讀耶魯大學的時候，一位才氣煥發、優秀、有趣、不守規矩、喜歡嗑瓜子，坐在椅子上會翹二郎腿的女生。她是一個行善樂施的人。早先的時候，有一次我對她說：「我喜歡妳穿的這件Betsey Johnson的襯衫。」（女生簡便印有字的t-shirt），她回應「等一下」，在我還不知道是什麼東西打了我一下之前，她已經脫下襯衫，露出一付大奶罩撐著她的雙D奶。她說：「拿去，給妳。妳穿會比我還好看。」

瑞娜會撐場面，講故事娛樂大家，表現出開心、真誠的笑容。她總是給我取名為「我們全部人的媽媽」，這是因爲我扮演蘇姍・安東尼，這是維吉爾・湯姆森（Virgil Thomson）所寫的歌劇中的名字。瑞娜很愛說關於湯姆森的故事（他那時八十五歲），他和格特魯德・斯坦（Gertrude Stein）合寫歌劇「我們全部人的媽媽」（那是斯坦的最後一部作品），湯姆森來參加我們在波士頓艾默生（Emerson）學院的表演。開幕的那天晚上，在樂團一開始演奏的時候，忽然有一塊布景倒下來，這時維吉爾・湯姆森從觀眾席裡看到，大聲的叫「趕快拿釘子來」，他那時已經很老了，很出名，也幾乎快要上天堂了，應該也是幾乎耳聾了。這次事件後，瑞娜常模仿湯姆森，把不怎麼好笑的事情變得很好笑。這是瑞娜的表現，她會在每一件事情加上自己的解讀，來提升它的地位。

她對她喜愛的東西會說：「這不只是水果碗*，這是藝術傑作。」（More than a fruit bowl, it's a work of art.），其實和水果一點關係都沒有。「我愛你勝過愛生命，但還是比愛藝術少。」這是瑞娜的理論。我覺得她自創「They're dead to me」（意思：它們不合我的口味）的說法，高貴的她勝過她的外表形象。大學是她最快樂的時光，她精力旺盛。

在迪科（Dick）離開她後，經過幾年，瑞娜進入了精神病院。瑞娜會把自己裝扮得與眾不同，有破洞的黑色漁網褲配上短裙，她白金色的頭髮修剪得像艾迪（Edie Sedgwick）的樣子，

* 譯者註：水果碗（a fruit bowl），也有通俗用意，指她的D奶的意思。

但還是有自己的特色。她在一九八一年大學畢業紀念冊裡的照片，穿著假的毛皮大衣，戴著寫著「如何做最會成爲傳奇？」的公主頭飾。畢業紀念冊的編輯給了她一整頁，她有三張照片，擺出不同的姿勢，有一幅展露出她像女神一樣的體態，雖然她那時只有二十一歲。

現在又經過幾年，瑞娜進了她最後的一家精神病院，那又是一家她可以憑她的口才就會輕易被放出來的醫院，她都是對醫生這麼說：「假如你放我出去，我答應你我不會自殺的。」只要醫生沒有她聰明，他們就放她出去了。

瑞娜頭戴著漢堡王紙做的皇冠，邊邊有一點破，只是一點點，可以看得出她以前戴過。瑞娜，麥克萊恩的國王，才二十八歲會自殺，當她告訴我們她將這麼做，我們都說「少來了！」「不可以。」我們都不相信這是事實，不可能會發生。我們那時才二十來歲，對那種程度的絕望感能夠理解多少呢？瑞娜連要去廁所小便都不敢一個人。「我要尿尿」，在開派對的時候她這樣說，嘴角還叼著一根新港薄荷淡菸。「一起走，一起走」，當然我們一起去，我們六個和她擠進女化妝室，因爲我們都關心她。瑞娜稱呼我爲「我們全部人的媽媽」，其實她才是我們所有人眞正的媽媽。

瑞娜自己找到一家旅館房間，服用了所有她在漢堡王精神病院時囤積的藥。在那個醫院裡她讀了她喜愛的兒童讀物（書名：Eloise，Pippi Longstocking, and Harriet the Spy）給其他的病人聽，因爲透過這麼做，所有書本和文字便會成爲她的一切。這些是她跟迪科相互分享的，他們對書本的喜愛。他們在波士頓及新港（在康州，耶魯大學所在地）的公寓書櫃裡都塞滿了書，走進他們的家門後，你會被那些書絆倒。瑞娜和迪科，迴旋的舞者和她那有才氣的劇作家丈夫，曾經是那樣美麗的結合。

她用她心愛的貓貼紙封好親筆寫的遺書，以及一具腐敗的屍體在旅館房間裡被人發現，我們三個聚在一起笑的女生，瑞娜，伊娃和我，成了許久以前的回憶。

「今天我遇到一個人」，我對伊娃．牛頓說，她是我當大學新鮮人時的室友。我們住學校宿舍，地址是後灣燈塔街一〇〇號，是一間小房間，對我們來說太小了。我是高個兒、大音量，主修戲劇的紅髮女生，來自麻塞諸塞州溫思羅普，我必須常常練唱，我常穿綠色、高腰聚酯纖維長褲，一九七七年的式樣。而伊娃是嬉痞女生的打扮，她來自北卡羅來納州南松市，來波士頓時穿有破洞的牛仔褲，金色及腰的長髮平直地垂在後背。伊娃和我這個大嗓門的紅髮女生比起來，她內向、有南方口音、口氣溫柔。才開學不過一、二個星期，經過一次徹夜長談後，我們走得更接近了，我們外觀不一樣，外型是彼此對立的，但是我們投機的談話、夢想及慾望（成就了我們未來的整個人生，當時我們不知道），這些是完全一樣。太好了，我們看到同樣的前景，看入萬花筒時能察覺出一樣的型態、一樣的結構。我們甚至幫對方講完要講的句子（相互理解的意思）。所以眞的無法再容納第三個女生加入。這樣的情形經過一個月，我們覺得不會再有第三個女生出現在我們的世界裡，直到瑞娜的出現。「我今天遇到她，瑞娜．夏皮羅，她是以色列人，她會替我把出埃及記翻譯成希伯來文，這樣我可以在這個週末的倫理道德社團聚會裡演唱這首曲子。她要搬進來了。」

瑞娜扭著屁股走進這個對她來說嫌太小的宿舍房間，穿著一件瓊恩·克勞福德式樣的黑白圓點洋裝，裡面還配有裙襯，看起來像電影明星，又像女神。全紅的嘴唇和一頭金髮，「以後我會禿頭」，她會對大家這麼講，原因是她幾年來都有染髮，紫色、粉紅、黑色、白色。瑞娜當場就宣告伊娃和我是她的人，她要收養我們，要讓我們沐浴在她明星般的光照之下，我們很樂意且有風度的接受。瑞娜看萬花筒時也是看到了伊娃和我看的一樣顏色。我們三個女生奇妙的分享一樣的人生觀，沒有嫉妒，沒有兩個對付一個——像一般女生，尤其是十幾歲女生的那種行爲。不會，我們是三人聯合政府，完美的三人行。貝斯、伊娃，和瑞娜。

一九八八年，伊娃從倫敦飛回來參加瑞娜的告別式，在紐約市的會場裡，她最小的女兒還抱著她的腿，在她想對瑞娜告別致詞的時候，她失聲說不出話。而我，演唱了蓋希文（Gershwin）的歌曲〈無人能把它從我這裡奪走〉，瑞娜寫信給我，問我可不可以唱這首歌曲，信中不是用「告訴」這種瑞娜典型的語氣，反而是使用「請求」的語氣，因爲瑞娜終究是仁慈的，她知道這對我有些勉強，因爲我六年前已經在她跟迪科的婚禮中唱過同樣的歌曲。我答應的原因是，我一向沒有拒絕過她對我的請求。「我想尿尿，一起去。」「好啊。」「在耶魯大學由我導演的一齣劇裡，我開除了一個女演員，晚上趕快搭火車過來紐黑文市，妳明天就上場了，是當主角。」什麼？好啦。「晚上陪我逛一下皇后區的街道，我要替迪科找個地方住，要沒有小貓（Kitty，流鶯、妓女的意思）的地區。」眞的嗎？好的。

我自己上傳了一段影片到臉書：我似乎每年都會貼這個影片。那是我二十二歲的生日派對，我們剛剛大學畢業的那年。我們都在，是在我父母位於溫思羅普的房子：瑞娜、迪科、楠西、瑞奇、艾莉森、馬力歐，還有大約一打的其他人，我的祖母安娜、弟弟麥可，還有我還很年輕美麗的父母親也都在場，與大家一起慶祝。當我阿姨海麗特手裡捧著一個大蛋糕的時候，有人唱起〈紐約，紐約〉這首歌，我們全部的人都加入一起合唱，歌曲結束後，攝影機鏡頭環照著房間，落在瑞娜身上，她說：「我們愛貝斯，我們最愛她，她是最棒的。她會到紐約成爲明星，也會帶我們過去和她在一起，她是『我們全部人的媽媽！』」我記不得誰是邁克爾·肯尼，我想他是一位我們的同學。瑞娜就是喜歡像這樣子亂選一個名字，而我刪除那部分的影片，在那天，是瑞娜抱著我，告訴我我會成功，風靡全世界。從她走後，沒有人說過那樣的話。沒有啦啦隊女生那樣的對話，「拿去，給妳。」曾經充滿了聲音的地方，現在一片寂靜。

這年是瑞娜第二十六年的忌日。二十六年前，我坐在我紐約市的公寓裡，接到她母親從波士頓打來的電話，「我的女兒走了。」

不，喔老天，不會吧。

一切人事全非。

「我們的女孩走了（Our girl is gone）。」

我把這沉重的幾個字，告訴了其他的人，我必須把話筒拿離我的耳朵，一個接一個，我們的朋友尖叫、哭泣、呼喊她的名字，和我一樣，都不相信這是眞的，但這是事實。瑞娜走了。我們的女孩，她自己不敢一個人去尿尿，卻一個人找到一個在鱈魚角旅館的房間。她沒有告訴任何人，她去意堅定，她無法繼續面對從一個比外表還有才華的二十多歲偶像變成一個無人聞問的人，且在幾家新英格蘭的精神病院裡療養。我和我的丈夫，史提夫，開車去看她，她會脫離隊伍跑過來，不顧身後，讓史提夫舉起她，再用強而有力的手抱緊她，然後她會被要求回到病人那邊。只要被診斷成為那樣就是那樣，沒有回頭路，雖然她也對醫生保證她不會自殺，而那些醫生沒有她聰明。

我有去接她出院，在波士頓她最後住的一家醫院，我們一起走在博伊爾斯頓街，就像是以前的日子一樣，她還沒有進入醫院以前的時候。「我必須進去巴諾書店」（美國最大的連鎖書店），她說著引領我進入書店，「我要找關於安樂死的書。」「少來了。」我說：「不可以。」我們使用那樣的字句，那是因為我們把瑞娜想成是戲劇皇后，她只是扮演她自己。我那時候沒有看得出來，我的心甚至拒絕迎接一個沒有瑞娜．夏皮羅的世界。那是不可能的事情，這無關於她說些什麼，也無關於她告訴我們什麼。

我想我貼的那段久遠的大學慶生派對影片，是瑞娜還正常時唯一的記錄片段，當時她尚未發病。但就在我結婚之時，也就是她生命結束前九個月，那時她已經不是她自己了，不像以前那樣撐場面。所有其他的伴娘都在旅館的化妝室裡，有伊娃、楠西、蘇珊、艾莉森，她們忙著上妝，整理頭髮，自顧自的，沒有注意到我。或許所有二十多歲的伴娘都是這個樣子。瑞娜沒有對鏡子看一眼。那時候她瘦了，沒有以前那麼健壯，也沒以前那般的妖嬈。她和我一起坐在旅館房間的床上，她穿著黑色的伴娘服，我穿著新娘服，頭戴著頭紗，她問我有沒有需要什麼，問我要她如何捧好她的花，當她走在走道的時候。她眞的練習，而其他的女孩在化妝室裡嬉笑著，在照片裡，只有她把花捧的高度夠高，妳會發覺那是經過努力的，她有用心。這是她最後替我做的事，她要把它做完美，我當時沒有刻意去想她在我的婚禮時沒有照鏡子的這件事。我眞希望我有……我眞希望我有察覺到這是一個徵兆，但是我沒有。為此，對於她的死，我這幾年來責備我自己。

「我是我生命旅途的過客」，她在她的遺書裡這樣寫著。我們複印發給每個參加追悼會的人，在擠滿人只能站立的房間，紐約市的會場，每一個愛她的人都來慶祝她的新生命。但是那不是慶祝，而是惋惜。房間裡充滿我們這些演藝人員，卻是相對無言，只有我們寫的那些致詞，用讀的、用唱的。在那天只有哀悼……失落感是那麼強烈。

「請不要太悲傷，」她對我們這樣寫著：「如果絕對沒有這個必要，我是不會這麼做。我知道我應該會成爲一個好老師和好母親，只是天生我就是沒有這樣的命。」

但是早在一九七七年，瑞娜，具有特色的紅唇、白金色頭髮，還有搖曳生姿及善解人意的個性；而伊娃，仍然是我親愛的朋友，我們是那時的倖存者，從那時候起，我們也一樣經歷過癌症，婚姻的結束，另一些失望的事情，但是也有勝利，很大的勝利，我們的影片，我們的戲劇公司，我們三十七年的友誼，我們的事業，我們的五個小孩，還有我，外號「我們全部人的媽媽」，但是知道曾經有個女孩叫瑞娜．夏皮羅，她才是眞正的我們全部人的媽媽……我特別高興想到往昔的時光，三個女孩手挽著手，走在波士頓的街上，生命多麼美好，世界在我們的面前敞開，充滿著希望及機會。那是三個女孩的機會，我們歡笑著。

4 藥使我完整無恙

ANGELA M. GILES PATEL

我感到最危險的時刻，就是當我記起來我忘了服藥。但在這時候我會自我說服，我是在戒除服用每日藥量的道路上，我已經有幾個鐘頭過著不必服藥的生活了，而且可以繼續下去。這是前所未有的時刻，我將會沒問題。

從我十五歲開始，我就要服用抗憂鬱的藥，我的第一個處方是三環類抗鬱劑，而我現在四十三歲了。那時我一定有說了什麼嚇到了我母親，然而我已經記不清是說了什麼，在我們那一連串的爭吵裡。我當時不快樂而且能言善道，意思是我會用惡毒的話語來表達我感受到的悲痛。而且我定期的這樣做，告訴她我想到別的地方住，我多麼痛恨學校，我如何想要消失不見。我是個問題小孩，而且是家裡最大的小孩。我有兩個妹妹，她們遠比我會調整及配合，我在家裡的生活就像是被冷落一旁的黑羊（異類），長時間下來我注意到我無法當個正常人。

如果我感到我講話沒人聽，我會把我手寫的歌詞黏在冰箱的門上，就在備忘公告旁邊，那是用來提醒買牛奶的。一些流行樂園，像是治療樂隊、史密斯、流行尖端及歡樂分隊，它們的音樂是我高中時代的暢銷專輯。當大家逐漸明瞭我已經超越了「青少年焦慮」的範圍，或更可能的情況是，當我母親無法引領我平穩地走過水深之處時，在我父親帶有伏特加酒味的多次暴怒下，她只好把我交給精神科醫生。找別人來幫助我，是她身為母親能夠做的最好決定。

我願意前往。

我被診斷出重度憂鬱。

我的治療師很配合我。他很認真的對待我，聆聽我說的，回答我的問題。他給我開了抗鬱劑的處方。他知道我愛讀書，推薦了一些書擴大了我的視野，我住在南猶他州的一個小鎮，視野有限。書名：《冰上靈魂》、《禪與摩托車維修的藝術》。這些書很前衛，觀點開闊。我寫下讀後感，他看了，然後與我討論。但任何真正的討論無不涉及我正捱過的青春期時光，問題總是在於「如何度過」。我們設定了目標：我一定要完成高中學業，然後搬出去，進入大學。

我有想過，我之所以需要服用抗鬱劑，會不會只是我住在一個功能不健全家庭的副產品。我沒有停止服用，也沒有不參加與治療師每星期的會談。這個小小的白色藥丸使邊緣生活沒有那麼苛刻，生活也感覺比較容易。我以為這個藥品是暫時性的，只要我不住在家裡，我就不需要服用。

在大學時，我曾讓處方箋過期，然後發現我好像退回到幾百英里遠的地方。一種熟悉到令我感到害怕的感覺。所以我又重新加入治療團隊，並且按時服藥。但不是在討論如何對我現在的環境有抗壓能力，治療是側重於我如何最妥當地身爲自己。很多事造成了現在的我，其中一個事實就是我是一個擁有臨床障礙症的當事人。

從十多歲起，我已經用過五種抗鬱劑，藥方會改變是當我換醫生的時候，或者是有新藥出來的時候。但是最大的改變，是在我三十多歲的時候。我的一個妹妹突然死於一種早先沒被診斷出的病況，我的世界嚴重扭曲。我的集體意識（collective consciousness）發生了斷裂，那些意識是我們姐妹三人共同製造出來的，現在卻驟減爲兩個。她的死在我心理產生了空洞，進而改變我的生理運作。花了整整一個月，醫生才發現這種標準的抗鬱劑對我沒有作用。我身體裡的化學成分又提升一個階層，並混合焦慮。我試了不同組合的藥物，直到我恢復平衡。雖然已經有好幾年沒有接受治療，我繼續求助於醫生，他協助我監控我的藥物使用。

這就是現在的我。

還在堅持。

甚至蓬勃發展。

所以每次只要看到有人說他們以前也使用藥物來控制憂鬱或焦慮，但是現在已不再需要，因爲他們發現了瑜珈或跑步或神祇，我就感到生氣。他們這種說法是認爲他們已戰勝憂鬱症，而這值得大肆宣揚，他們所達成的應該被記述下來，你也可以照做，但這最多是誤導。雖然他們不明講，但他們隱含的意思再清楚不過：如果不吃藥你無法開朗起來，活得好好的，那麼你就是眞的有病。

這是廢話。

我就說我有病。

我的病不是像路上的小隆起，或是情緒上一時的憂鬱，或是那種喝杯青草茶就可以打發的。他不是路上的小洞，他是像他媽的大峽谷那樣。我只能靠幫忙才得以自主。這就是爲什麼我每天早上要服用兩顆酒紅色的膠囊藥丸。**如果我不服用的話，我的心神會對抗我**。不是我不要開朗，而是那就是我自己。我的意外發現是，我非常清醒的知道那個我就像是一個不能與自己好好相處的人。

我討厭服藥。但每當想到不固定服藥的話，我的生活就不能正常運作，我會非常失望，這樣我就不得不服。我試過不服藥，結果不盡人意。我恨我的不正常和我的病症，甚至到偶爾我會讓自己受到憂鬱的玩弄。我無法確定誰最先說這句話，但這句話說得對——憂鬱會說謊（depression lies）。它所說的最大謊言就是不需要服藥的概念。服藥對某些人可能是選項，他們僅需要用它來打打氣，以便克服情緒起伏不定的時期，但對我們這些被臨床上診斷爲憂鬱症的人們，適當的服藥是非常重要的。另一些提議則是不能理解該問題的眞正本質。

有好幾次都是我錯過一次服藥後，也就停止去拿處方箋。立即發作的戒斷症狀，配上傾斜的情緒，使我趕緊在幾天之內恢復到我原來的用藥。我曾經有兩次在有監控的情況下停止服藥。經過了痛苦的藥物戒斷期，到全然的受到倍感威脅的憂鬱所控制，在我表達了我的憂慮後，我又很快的回到服用藥物。我的藥劑師在我開口要求醫生開立的處方前，通常就已知道我的名字，雖然如此，如果我能拿這個事實來交易的話，我會那麼做。我不需要有那樣的認同。

現在我需要的是自己的空間，我需要寂靜和時間以進行思考，我需要一個安靜的房間，重新振作自己。說實話，我偶爾會做一些瑜伽，我也有規律地從事慢跑，跑出一身大汗，但這些都不是解藥。我也需要我的朋友。他們接受我的性情是我的一部分，不多不少，僅是我擁有的另一項特質，就像是我雜亂的紅頭髮。最重要的是，他們理解什麼是身為一個極獨特的人。而且我需要可信賴的藥劑師，最好是像這樣，她是帶著眞誠的微笑看著我走出店門。

5 再見，可瑞歐拉蠟筆

CAROLINE LEAVITT

首先我要讓你知道的事，是我不想以後有小孩，因爲我有個不好的童年，所以從我十歲起，我就把這個事實告訴每一個人。「不要讓任何人知道妳這樣說，因爲他們會認爲妳有毛病。」我媽媽警告我。我回以笑容。我要的生活是旅行、探險，和談戀愛。我不要被小孩所綁住，不想爲他（或她）而犧牲我一部分的生活，然而我談了戀愛，後來結了婚，然後毫無預警地懷了小寶寶，我很怕爲時已晚。畢竟，我已經四十來歲了，而且我有像葡萄大小的子宮肌瘤。我會懷有健康小寶寶的機會很小。而我卻很快的就懷孕了。

懷孕時有幸福感。我的頭髮變得濃密，皮膚變得有光澤，這些都是我想要的。早上的害喜！浮腫的腳踝一如我的胃！我的產科醫生還笑著對我說：「其他人都只會抱怨。」

傑夫（Jeff）和我都把名字選好了。我也等不及要買嬰兒用品。但是就在懷孕將近四個月，在一次檢查裡，醫生停止了笑容，「很對不起。」他說。

我已經聽不清楚他在說什麼，只是一些斷片。每一個都像一根刺。他告訴我，胎兒總是在拚命掙扎，只有最能適應環境的才會活下去，這是自然之道。死。他說了這個字，死。「你必須把這個胎兒拿掉。」他對我說。

醫院有個好處是，如果妳走在醫院走廊時啜泣，沒有人會注意你或特別瞪著看你。我找到了一個公共電話亭，打電話給傑夫，他已聽到我在哭泣，就說：「我馬上過去。」因爲交通堵塞，他花了半個鐘頭才抵達，而我還沒放下電話。我打電話給我知道的每一個人，彷彿有人將會告訴我：「那不是眞的。」我保持一手摸著我的肚子，好像我的渴望可以讓胎兒還是活著。

當我們回到家，我上了床，傑夫躺在我旁邊。我原本應該要去當陪審團的，但現在不能去了。我應該要上班的，我打電話給我的老闆，他是一個愛管便條的閒事，還愛戴蝴蝶領結的人，我告訴他我要請一個星期的假，並且拜託他不要告訴任何人是什麼原因，因爲我回去工作的時候，才不會再被問起我流產的事，那樣我會受不了，「當然我不會對別人講。」他帶著同情的口吻對我說，而我相信他。

一個鐘頭過後，一個朋友打來說：「他們在開妳的玩笑，」她告訴我：「戴領結的人說妳這個老母雞不應該再去孵小雞。」

我閉上眼睛，掛上電話，拉起床單蓋住了我的頭，而且無法起身。我感覺到這個胎兒死了，在我肚子裡，移動。痛苦席捲著我，像海嘯，而我覺得好像要溺斃了。

他們安排我在第二天拿掉胎兒。迷迷糊糊裡，我醒來，回到家，回到床上。我動彈不得。我沒有吃飯。晚上，我瞪著天花板，哀悼我的小寶貝。有些朋友打電話，有些親自來訪，表達他們的善意，送我有關於療傷的書，這樣做很愚蠢，我等到我的朋友都離開了，把這些書摔到房間的另一頭。我的朋友，喬，告訴我：「我知道妳會永遠把這個胎兒當成是妳的第一個孩子。」為此我愛她。另有些人含糊的告訴我那是為我好，或許我年紀太大不應該有小孩。為此我很生氣，還好我的朋友彼得製作了一本小冊子，機智的回答了這些愚笨的問題。

「我們再試試看！」傑夫對我說，我們做了，六個月後，我懷孕了。

我們沒有告訴任何人，然而同事對我說：「我知道妳懷孕了，為什麼不告訴我們？」但是我不敢把它當眞，所以我保持安靜。

我這次的懷孕得到很大的祝福，且生產順利，只是有那麼一個恐怖的刹那。他們把嬰兒抱上來讓我看，他的手像海星，眼睛像餐盤那麼大，而傑夫開始哭了。

「小寶寶有什麼問題嗎？」我著急的問，但是他握著我的手。

「沒毛病，他一切順利。」

後來，一位朋友，專業的通靈人士，她告訴我在我懷孕後，她每次想到我，就會感應到一面龐大的黑色牆壁。她認為這個小寶寶也一樣會死掉，病痛纏身，但她不想告訴我。她想要我儘可能長久地擁有懷孕的喜悅。「但我錯了，」她告訴我，「那面黑牆是屬於妳。」

產後F8號隱藏因子，一種免疫系統的失常，會使妳的身體產生一種蛋白質，進而使妳的所有血液不會凝固。這是非常稀有的特殊個案，出現機率只有六百萬分之一。如此稀有，這家醫院不知道我有什麼毛病，爲什麼我的身體浮腫。經過五次的緊急外科手術，一位護士事後跟我講：「外科手術房像電影『鬼店』裡電梯那個場景。沒有人看過病人流出那麼多血。」他們讓我進入醫療性的昏迷兩個星期。他們黏合我的一些靜脈血管。他們使我記憶停止，以便我不會記住發生了什麼事。他們甚至採用嗎啡點滴止痛，進而讓我產生錯覺，使得醫生和護士的頭好像成了可笑的動物頭。我漂浮著，覺得像是在電視喜劇裡，也想像我是在一個性診所，我向醫生喊道：「我現在不能發生性愛，我生病了！」總是有醫生圍繞在我的病床四周講話，以爲我聽不到。

他們通知我的家人，醫院裡沒有一個人認爲我會活下去。後來有一位即將要退休的德國籍血液專家說：「我知道這是什麼病，而且知道如何治療它。」而她的確做到了。二百次的血液透析，F8的阻斷劑，保持靜止不動，因爲一旦移動會造成出血。

但是問題是，他們不讓我看馬克斯（Max）（小寶寶的名字）。傑夫張貼了一張馬克思的大海報在牆上，寫著：「媽咪我想念妳。請妳早日康復！」他帶來一段馬克思幾個星期大的錄影，而那些護士，仁慈好心腸的護士，放棄她們的休息時間，陪我一起觀看，感動的哭泣著。

入院到了第二個月，我告訴醫生說我會發瘋，「你必須讓我看我的寶寶，」我喊著，「如果你不讓我看，我會跳窗。」他們跟我爭執，而我變得歇斯底里，於是他們討論了，最後他們對我說我可以看我的小寶寶，但是只有一個鐘頭，而且只有這一次。

我很緊張，我請求我的朋友南西和琳蒂幫我買眼影、假睫毛，還有淡淡玫瑰紅的唇膏。我叫傑夫給我買了一支新的梳子。我拖著我的點滴到了化妝室，上妝。當我回到了床上，我的心怦怦的跳。一位護士走進來仔細的觀察我，「妳看起來氣色不錯。」她說。

「我只是用了美寶蓮。」我說。

當我看到我的小寶寶，我的馬克思，他是多麼陌生。他又長大許多，當他坐在我的膝蓋上，他眨眨眼睛看著我。醫院擔心我過於勞累，所以一個鐘頭到了，就叫大家離開。等一下，等一下，時間不夠。當我回到病床，我還記著馬克思聞起來的氣味，他的酒窩，他那蔚藍的眼睛。然後我睡了十五個鐘頭。兩個星期後，我出院回家了。

我必須留在床上六個月，不可以抱馬克思，不可以餵他，所以他是被抱進臥房的，這樣我才看得到他。他害羞的避開我。當他坐在我身旁，他哭了，我也哭了。「我們應該是有心電感應的！」我哭訴著。朋友告訴我，她的嬰兒在加護病房三個月，現在也是好好的。有人告訴我，嬰兒沒有記憶，但是我有。從馬克思看我的眼神中，我不禁會想，他也有記憶。無疑地，他必然感到被辜負了。

我想著我能夠對他做的補償。我會餵他母奶，我要他跟我們一起睡。我打算親手做嬰兒食物給他，帶他去公園，和他在房子裡的地板上玩，但我不能夠離開我的床。

他不知道我是誰，現在，每次我試著親他，他就會尖叫。

「再給自己多點時間，」傑夫對我保證。「給馬克思時間。」他給我們許多時間一起相處，但是沒有一次有好結果。有一次我給馬克思搔癢，他抬起頭來注視我並保持警覺。因爲服藥的關係，我會掉頭髮，有一次一根長捲髮掉落在他臉上，使得他尖叫，傑夫趕緊上來帶他下去。

我爬上床，手裡抓著這根頭髮。我可以聽到我先生和兒子在樓下，寶寶發出快活的笑聲。

當然，它還是發生效果，雖然是緩慢而逐漸地。馬克思對我更加適應了，我和他也更加安定了。但這還是到我生病後一年才有的狀況，我可以下床走動帶他四處遛達。我們彼此相愛，這眞是精彩絕倫，我覺得太奇妙了。他開始走路時，他會走向我，當他開始說話時，他會叫我「媽咪！媽咪！」

沒有人知道爲什麼我不想讓他自己到別的地方，爲什麼我們每到一個地方總是帶著他。我聞著他的頭髮，常常親他，我無法想像愛會如此遼闊深遠，就像這樣霸佔了我們的生活，這也是我們想要的。傑夫和我了解，因爲我們已經失去太多了。

當然接下來，時間飛馳而過，他五歲了，接著他十二歲了，然後十五歲了，然後忽然的，他關在他的房間裡。他神祕兮兮的，總是在講電話。但是至少他還在，然後我的寶寶十八歲了。他是一個演員，能演出很多聲音和角色的一個男孩，他顯現詼諧的個性，任性的角色，那是令人心動的時刻。他接受甄試而進入佩斯表演藝術中心/演員工作室/才藝學院，他是十五位甄選通過的男孩中的其中一位。他就住在離曼哈頓市中心只有十分鐘車程的地方，但在他入選的那一時刻，我驚訝的是我多麼的想念他。我知道這是他想要的。我知道這是我們想要的，但是有一部分的我，一個隱藏的我，想像著，有件東西要失去了。這是我抓不住的。

這是害怕，對於未知的害怕，不斷重複的旋律：我無法了解你更多。

爲了安慰我自己，我只能說，**我以後還是要了解你，只是用不同的方式**。

在八月的尾聲，那是我害怕的日子。我們開車送他到大學。我們幫忙他擺設好他的宿舍房間，然後我們在宿舍外道別。我親了他的臉。我深呼吸了一口氣，才不會哭出來，以免破壞了他剛到此地新奇的感覺及快樂。我知道我對他的盼望：成功的演員事業、一個太太、幾個小孩，而這些將會使我逐步與他分離、遠離他的中心點，但事情本就應該如此。我伸手握住了我先生的手，然後我們看著我們的兒子，他的整個身體散發出喜悅與新奇，然後消失在他新的生活裡。當我們回到車上時，我開始哭泣。

我知道人們會對「空巢期」開玩笑。我加入一個臉書的論壇，有些女人整天哭，而且沒有下床，這使我也一樣整天想哭，不下床，我很快的跳脫了。哀傷是隱隱作痛的。我有一個朋友告訴我，在她女兒開始上大學時，她就一直穿同樣的衣服，直到有一天她發覺那是一件她參加葬禮的衣服。但是我的情況比較好。馬克思會使用簡訊，而且我們有理由每隔一週與他見面。他想看百老匯的表演，因此會問我們要不要一起看？他的電腦有了一些狀況，也會問我們要不要一起去蘋果電腦公司，然後一起吃晚餐？當我們看到的馬克思是本人，而非只是打電話。他不會黏在X-box的一些遊戲上，他是與我們在一起的。

然後他再一次離開了。

悲傷總是潛伏在快樂裡面，就像是針毬（帶有芒刺的種子殼）附著在身上，或像是舵推動著我們向前。生活裡少了馬克思。我想念他在舞台上的表演，我想念他是小寶寶的時候，我想念他幼兒期的時候，我想念他十二歲的時候，當他想參加美國才藝歌唱選拔的時候。我懷念最後的五分鐘跟他在一起，我們熱烈的討論著關於失眠餅乾。我懷念這一切，因爲我知道我將不會再有這樣的時刻。

量子物理學說沒有時間這個東西，那是人創造出來的，每一件事情都是即時發生的。我喜歡聽到這樣的講法。意指在一個平行的宇宙裡，我能夠懷抱我的小男嬰，我能夠親吻我的幼兒，我能夠擁抱我長大成人的大學生。我能夠帶回那些閃亮的時刻，並在那些時刻再一次短暫的停留。

6 死亡，憂鬱，其他大寫D開頭的字

MARIKA ROSENTHAL DELAN

誰會想去死？我懷疑是否有人會這樣覺得？這樣是正常的，對嗎？

我告訴我自己就像是「風雲人物」故事裡的喬治．貝禮*，我們每個人在非常絕望的時候都曾想過從橋上跳下去。我相信那必然是生命特有的一部分，為了脫離痛苦而沉思死亡。我反覆思考所有這些事情，但不知道它們是否眞實不假。我們每個人不是都曾經懷疑，生命是否值得那些苦惱？當我們達到十幾歲的成熟年紀時，難道不是每個人都會開始發問這樣的問題。

當我在前青春期的憂鬱狀態時，我問自己這些事情。我十歲大的思考邏輯是這樣：如果我的

*譯註：他因爲負債破產，想從橋上跳下自殺，遇到守護天使，使他覺醒。

哀傷是孤獨的，那只會加深我的寂寞感；如果我不是孤獨的，那就表示有一大堆極爲哀傷的人在這世界上走動。不論是哪一種情形，我都不想加以思考。

我不會說出我的祕密。我不告訴學校的導護老師費雪太太，她有著一頭雜亂的紅髮。她問我爲什麼我錯過了很多課，我告訴她是因爲我肚子痛。

每當我不想活的時候，我都假裝不去在意它，我裡面有一部分死了。它是我的自殺念頭，是我潛意識產生的。我用我聖誕節得到的加菲貓日記本記錄我的情緒，這樣我以後永遠不會忘記。那是有鎖匙的，用藍色筆及五年級充滿活力的手，我寫下：

「我希望我死了。」

在拉斯維加斯公立小學大門前，我們種了一棵樹追念麗莎・羅斯。我被指定要在追悼會上致詞，但是我記得我說過的其中一句話。爲什麼我沒有把全部內容寫在日記本裡呢？

那天我所說關於麗莎・羅斯的事情，我還記得的那句話是：儘管她經常生病，但不曉得什麼緣故，她一直都是無憂無慮的。

我唸出那些字句，我爲了紀念我死去的朋友而預先準備的，它們是寫在標準格式、藍色條紋的筆記本紙上。我打開我仔細折疊好的講稿，站在難看裝飾的講台上，穿著白色鞋子，還有清晨露水未乾的綠草。我逐字讀著我記住的字句，深怕我會忘了。

當我大聲讀出來的時候，我聽到它們像回音，就像是已經說過的話。我希望我記得每一個字，但是現在記得的是那麥克風的金屬網，抵著我塗有萍貝爾護唇膏的嘴唇上。

在春天裡的一個星期四早上過後，我沒去吃我第一頓的學校午餐。我知道是星期四是因爲那天是火雞料理日。當我出現在餐桌時，手上沒有端著午餐盤，我的朋友們似乎對我感到氣惱。他們問我，爲什麼我不領取餐點再給他們任一個人，我所知道的每一個人都愛火雞料理，但我討厭。那些料理會讓我想吐。如果我的朋友們不能理解火雞有多麼噁心，或不能理解如果我吃了，我會變得多麼胖，那麼他們又怎能理解有時候我眞的想要死掉？

想到這些事就令我頭痛起來：粉紅色、有分格的午餐盤；塞入細絲火雞肉的酥皮派，上面澆蓋著亮黃色的濃汁，一團粉狀的馬鈴薯擺在旁邊；一支令我厭惡的麥克風。

我要如何才能記住我眞正需要知道的事情？

我要如何才能記住，她如何知道自己應該如何生活，即使她知道自己即將死亡？

我沒有寫下來。

我爲什麼沒有寫下來？

反而，我決定寫下我自殺意念的自白書，在有漫畫書裡的貓看守的日記紙上，它上面還有一個鎖，你可以輕易地用髮夾打開。我後來一再地把它們塗掉，劃上雜亂的圈圈，直到看不清楚原來的字在寫些什麼。

但是那些塗抹的痕跡仍會提醒我的記憶，所以有一天，我把塗鴉的那幾頁都撕掉。

這使得日記的裝訂有點鬆散，就好像它的封面那般。

十年加上一萬多個禱告，讓我沒有那麼快就死掉，診所的醫生寫下了一些東西在她桌上的一個表格裡，我看不到。我不能告訴她，我有很多死亡的想法，從我進入十歲以來，有這樣想法的日子遠多於沒有的日子，但是我告訴她一些她需要知道的事情。我不要被記錄下一些我以後不能塗掉的東西。我已經犯過那樣的錯誤，而毀掉了一本完美的日記。當她轉身要從一個灰色金屬的檔案櫃裡拿處方箋本子和一些盒裝的樣本時，我伸過頭去看她寫的東西。我只看到一些，但是我打消抓起那表格把那些字塗上圈圈的衝動，在她從椅子上轉身回來之前，我要把我看到的那頁撕掉：

重度憂鬱，重複發作，296.32

開處方百憂解（Prozac）20mg

一九八五年的冬天，當我在日記裡寫下那行字，在看診留下了那診斷編碼而帶回一大袋藥劑後，憂鬱就沒有離開過我。

我那時候並不知道，我試遍所有食物餵食我的憂傷，可是失敗了，憂傷沒有脫離我。我長大了不少，但我的精神卻萎縮了。長久以來，我想這就是成長的滋味。

三十年過了，我一直祈禱著我不要長大。我有時會覺得時間在這方面是倒退走的，對我來說那是好的。我經常試著學習以小孩的眼光倒回去看這個世界。耶穌說過，我們必須要變成小孩才可以進到天堂的國度裡。或許那就是麗莎．羅斯過日子的關鍵方法。或許這就是她爲什麼知道該如何做。

在《他們眼望上蒼》這本書裡，卓拉．尼爾．赫斯特寫下：「有幾年我們發問問題，然後有幾年回答問題。」

有太多問題

總是這樣。

就算經過了所有這些，我還是沒有找到所有問題的解答。有些問題幾年後有清楚的解答，而有一些隨著時間成倍數變大。回首過去，我很清楚，就是這些日常懸念促發了「使得我想要死掉」的土石流。這些事情就像失常的飲食及節食，保證我的肥胖將會消失；這樣的事情也像離婚。

事情就像是死亡。

這些事一直發生，世界也一直旋轉，就像它根本不在意會不會解體。它繼續著，我們也是如此。在D開頭的字裡（英文中，「死亡」和「憂鬱」都是以D開頭），以及在我們滑落的泥巴中，我們奮力泅泳。泥巴（mud），僅是濕透的泥土（dirt）的另一個代稱。

有時候我大哭一場，之後我恢復正常，擦乾眼淚，然後深呼吸。就像我十歲的時候一樣。但是我不再祈禱在睡眠中死亡。想要以死來逃避已經不在我的禱告裡，不再是我想要的。現在我會半夜醒來，思考我是否有教導我的孩子這些他們需要知道的事。

我在恐慌中醒過來，內心充滿著問題，充滿最後的請求。

上帝，請不要把我帶走，在我還沒有活夠的時候，在我還沒有愛夠的時候。

在我還沒有學習到如何變成一個小孩的時候。

我不斷想到，我的小孩只差三歲就到我當時在日記本裡寫下那不祥句子的年齡。我們一起看完了假期的電影，我們也一起想到了生與死。上星期他看完了《小氣財神》（A Christmas Carol）問我說：「媽咪，活的意義是什麼？」

我問他在哪裡完成訓練成爲了禪學大師。

小孩發問的問題通常最難回答。那些問題乍看之下很簡單，但它們引起你檢視你自己的問題，以及檢視那些仍有待解答的問題，如果你略過問題，他們的眼神會顯得空洞。你猶豫不決，直到你浪費了太多時間。因此，你決定——我最好稍後再回到這個問題上。

那晚我睡夢中醒來，衣服濕透了，——他的問題我無法回答，即使我應該知道一些答案。或許，我害怕的不是我不知道答案，而是我知道一些答案將會永遠改變你的生活，就像當你進入十歲之時，你獲悉的那些答案。

時間回到幾近四十年前，隨著每年的流逝，我的記憶漸漸地暗淡。我仍然記不住那天我們爲麗莎·羅斯種了什麼樹，但是我祈禱它每年春天都會開花。

我現在會把重要的事情記載下來，以便我永遠不會忘記。到了我兒子再度發問他的問題的那一天，我才知道我的看法，不會像一個失憶的陌生人。我現在還準備把這些文字儲存在數位檔案中——永遠不會失去，也不會被放進紙箱中，用膠帶封住，置放在無人聞問的角落裡，就像那帶著鎖的日記本，成爲了老舊的古物。

我美麗的孩子，

有時候你將會發現，在認識你生命的遼闊與被你生命的渺小所傷痛之間，你始終被拉鋸著，你認爲任何一種你都不能忍受。

有時候你會充滿無盡的喜悅，而有時候生活會讓你喘不過氣來，你只好祈禱自己不會恐慌，而能重返正常生活的軌道。

有時候你會跌倒，你膝蓋的皮膚擦傷了，但是你會見證你的身體很奇妙地自行康復。像是你破損的皮膚會結疤，到時疤會脫落，雖然當時那是如此的疼痛，你自己的細胞會生長出來，互相締結而恢復原狀。

你必須生活下去，即使有時候這意味著一步步地接近死亡，而當情況像是一切都會失去時，永遠不要忘記——死亡無法帶走愛。

愛你的，

母親

7 鋼琴上的色彩

LINDA JOY MYERS

回到那時候，我的身體瘦小而蒼白，每件事物都像有尖銳的聲音，連顏色都會摩擦或撫摸我的皮膚，而知識的光芒在我的雙眼裡迸發。我跟我的外祖母住在一起，在一個空曠寂寥的平原中央，平原就夾在琥珀色麥子與蔚藍色天空之間；或在不同的氣候時，它是夾在灰色、被風吹拂的野草與直達天際的閃電之間，閃電有紫色、綠色、或靛藍色。當外頭是灰色及紫色時，狂風呼嘯，壓迫你倒在地上，推你又拉你直到你無法站立，你幾乎喘不過氣來。那時候，你知道每一件事物都遠大於你，你對之莫可奈何。

在俄克拉荷馬州的一個小鎮上，派克街的一所小住宅裡，屋外的風雨正在醞釀。外祖母是個「好心的仙女」，她從一位刻薄女士的手中把我拯救出來，這位女士會無緣無故地打我。我的父母把我送到那裡，沒有人猜得出是什麼原因。在前幾年中，外祖母總是帶著微笑，招待我加了棕糖的麥片粥，還讓我上鋼琴課，爲我打開了一個新世界。鋼琴擺在我前面，令人迷惑的黑鍵白鍵，它的語言祕藏在五線譜中，象形文字般的黑白符號，神祕而難以解讀。

在炎熱的七月夜晚，院子裡的草地上，灑水器發出嘶嘶的聲音，小孩子玩著鬼抓人，笑聲盪漾在空氣中。這時候神祕的五線譜會攤開在我面前：E、降E、F、升F、A、降A。中間的C鍵。我感到驚訝要讀這樣的新語言，於是音符在我的面前，綻放著自己的顏色。降B是酒紅色，降E是深紫色，降D是危險且尖銳的顏色。那升記號是明亮的——升F是溫暖的橘色，升D是溫暖的米色，C是白色、中性的色彩。

時間就這樣的過去，我的手指能夠掌控和弦及旋律，而且多層次的顏色浮現在這煙霧彌漫的栗色天花板的住宅裡，我的外祖母悶悶不樂的坐在沙發椅上，發出一些沒有顏色，也沒有音符的聲音，雖然她是在說話或喊叫或尖叫，這要看她遇到的是什麼事情。它沒有名稱，它使我顫抖而退縮，它是冷漠的，而我很快就看著它接掌我的世界。

當德州酋長號的銀色引擎抖動地停靠在車站，就像是一匹駿馬跑過了廣大的平原，正在喘氣，我的母親緩緩地朝著我和外祖母走過來。當她趨近我身前時，母親美麗的象牙色的皮膚——紅色的唇膏總是那麼完美，她帶有喉音問候我，手指滑過我的臉頰，她發出的聲音是飄柔的，嬌嫩的像她香水盒裡的紙巾，但是很快的她和她的母親就開始大吼大叫，指控對方。外祖母認爲是母親的錯，母親認爲是外祖母的錯。只是些許的語言摩擦，隨之迸發爲激烈的爭執，甚至尖叫。我學會躲在臥房裡，希望她們會停止。然而接下來是盤子破碎的聲音，像世界末日的聲音，她們走到了一個沒有退路的懸崖，像兩位衣衫襤褸的戰士面對面，臉上還化著妝，穿著漂亮的服裝，她們美麗的臉龐扭曲著。有一次我跑到她們中間，請求她們停止爭吵。還有一次我彎腰去撿拾碎片，但是母親制止我。

在她每一年的探望，母親會彈弗朗茨・李斯特的Liebestraum給我聽，「它的意思是愛之頌」，她告訴我，她的眼睫毛飄動著，一如她優雅而蒼白的手在鍵盤上上下下的彈奏著。這樣的音符劃破了這個夜晚，然後開始安靜下來，我依偎著她溫暖的身體，好想在這美麗又要消失以前充分享受。這音樂是藍色和紅色交織而成的漩渦，熱情與承諾，然後就結束了。這時候，我的心開始痛了起來，這種感受就像是臍帶相連了我們，我身體裡知道她離開我是多麼的不對，而她一年又一年的離開我。當妳還年輕的時候，妳會把美麗的女神供奉在她們的神座上，如果她們掉下來摔成碎片，妳也一樣。這世界對任何人來說太容易破碎。她一次又一次的離開，搭上那銀色的火車，它吹奏著煙霧的顏色，還有寂寞夜晚的藍調。

在那個時候，我不知道當我母親只有六歲大時，外祖母也曾經離開她，六歲也正是外祖母拯救我的年紀，這播下了世代傳承的種子，母親也依樣畫葫蘆。沒有人跟我講這些事，我是直到他們都過世後，才知道這樣的傳承是多麼完美地上演。沒有人談論過去徘徊在我們四周的鬼魂，我當時只知道她們之間令人神傷的破裂。

到了我十二歲，外祖母迎人的笑容消失了，從我最好及唯一的朋友成爲一個容易發脾氣的女怪物，長著惡毒的牙齒，持著胡桃木的戒尺冷不防地就給我反手一擊，一位滿腹怨恨的老婦人，迫使我跟她有一樣陰鬱的心情，否則就會挨打，要求我絕對的忠誠。她膝蓋上放著戒尺，命令我親筆寫下給我父親憎恨的信，她口述內容，我簽上自己的姓名。到了高中的時候，當我看著門口想逃跑時——我沒地方可以去——我心靈上逃跑的通道就是音樂。它用顏色及聲音向我招手，用它的手臂包圍著我，這是她接觸不到我的地方，雖然她只有幾尺之遠。偶爾幾次，她突破音符的柵欄而揮舞著戒尺，但是大部分的時候，音樂是我的護城河，使我跟她保持安全距離。

在我二十歲的時候，我母親講得很清楚，在芝加哥她住的地方，我不能表明是她的女兒。「沒有人知道我結婚了，所以我也不能有女兒，對吧？」我不能置信地凝視著她，當我試圖想通這份否認時，血液像是從我體內流光了。沒有顏色或柔軟的邊緣來保護我，所以我只能忍氣吞下來，它將永久被安置在那裡。然而，我沒有按照表面上的意義來看待這份拒絕。在接下來的三十年中，我試著使我母親相信，我是一個值得的女兒，我與她分享我的三個子女（她選擇一生中只接見每個小孩兩次），我在音樂和藝術上的學位，以及我身為一位治療師的價值，這份工作能夠協助他人痊癒，使他們全然改觀。經過這些年來，我尋求理解為什麼我們都塗上那麼黯淡的顏色，為什麼會有那麼破碎而傷心的家庭。縈繞外祖母及母親心頭的黑暗面終於落在我的肩膀上，在我的身體裡，一種沉重而渾濁的顏色。一年又一年的治療工作，我不時會回到那棟座落在寂寞平原上陰暗而煙霧瀰漫的住宅，試圖理解為什麼我愛的這兩個女人會從明亮轉為黑暗，像魔法般從這樣子變成另一個樣子，為什麼她們會背過臉不認對方，也不認我。

我五十歲，而我母親八十歲，為了自我保護，我有四年沒看到她了，在床上她顯得那麼瘦小，白色的床單覆蓋著她，她的頭髮落在枕頭上，圍繞那仍會令我心跳停止的臉龐。她做了肺部的切片檢查，被診斷出是腦癌。我總是在這些安靜的時刻看見她的美麗，而內心充滿哀傷。從小女孩起，她就是孤單的，就像我一樣，在某些方面我們有相同的過去。但是接著，她內心急切憤怒的部分甦醒了，她會找到一些事情來批評，整個瘋狂的戲劇就又開始，但我決心憑靠我三十年來的治療經驗，使得我們最後的一幕有所不同。

再度地，在護士和醫師面前，她否認我是她的女兒，但我靜靜地忍受這傷痛，隨之我看到同情的眼神落在我身上。我發現她以這樣的不潔之詞騷擾護士，使得醫師下令施行精神評估。最後，多年來不解之事終於水落石出，我母親是有心理問題的。

隨著我告訴精神科醫師，關於破碎的盤子、迷失的女孩及我外祖母的瘋狂行徑，他的眼神充滿同情。它有一個名稱：躁鬱症（mainc-depression）。「是的，這會在家族中流傳。」他溫柔地說著。就在那時候，我母親在健檢大樓跑上又跑下，試圖找到我們，壓制醫師的談話，控制我們，就好像那才能停止她心裡和體內憤怒的力量。那個星期，我母親住進老人精神病房。在途中，她再一次否認我是她的女兒，但是這一次我了解，那是她的病情在說話。這種病痛有一個名稱。它是一種疾病，那不是眞正的她。我微笑，雖然我的心正加速跳動。它是正式認定的：我來自正式證明的瘋子家族。那對我造成了什麼影響？

外祖母在她臨終的病床上要求我原諒她，爲她曾經那麼痛恨我父親。她的黑眼睛是明亮的，以前一直籠罩著她的渾濁灰色的神態已經消失了。她似乎被光亮所環繞，而房間是金黃色的。牧師爲她做最後的儀式，祈求原諒她過去的罪。她再度成爲當我年紀還小時我所認識的外祖母，帶著慈愛注視著我。兩個星期後，她過世了。

在我母親生命的最後幾天，我回到芝加哥，因爲她不再能對我吼叫，她的說話能力被癌症奪走了。在那之前她一直否認我的身分，直到一位護士問她，我能不能來看她，最後她終於點頭。我走進病房，看到一個我不認識的人躺在床上，一個光頭、瘦弱、手臂任意地上下擺動、眼珠滾動的婦女。我退出房間，查看病房號碼。一定是我走錯了房間，這個人我不認識，但我再度看進病房。就在這時候，她看到了我，她發出激烈而尖銳的聲音，眼淚奪眶而出，她朝我揮手。爲了我們所失去的一切，爲了外祖母，爲了那些浪費及痛苦的歲月，我的悲傷突然湧現，我們一起啜泣良久，淚水沾濕我們的衣襟。我不禁感歎萬千，爲那些湮沒的往事，爲那些虛擲的光陰，爲那些漂泊的歲月。我們的生活和心智交織成這一束靈命，而現在我們聚在一起。這就像是坐在鋼琴前的那些日子，各種音符及其顏色充滿了我的世界，而現在黑色的降B和令人害怕的降D已經變成受歡迎的琥珀色和金黃色，閃亮及寬恕。

這是我接下來生命的開端。

8 導致決裂的因素

LIRA MAYWOOD

在我的起居室裡，有一個鉤子一直都沒有掛東西，直到最近才放上一幅相框，有著棕色和金色的層次。相框裡是一對情侶的照片，眼睛半閉著，他的手臂環繞著她的肩膀，她的右手輕撫著他的臉頰，他傾身下來，很靠近，他們額頭幾乎碰在一起。她開朗快樂的微笑。他顯得溫柔，對著他愛的這女人微笑。題詞：在平凡生活的這些剎那，愛使我們成爲神話故事。

我們採用這張照片作爲我們的結婚邀請卡，那是一個童話故事般的婚禮。我像是漂亮的公主穿著婚紗禮服，前額上有鑲著小花的花冠。當我在婚禮的走道上走向他，他對著我唱：「妳是我盼望中的一切，妳是我需要的一切，……對我來說妳是多麼美麗。」那年是二〇〇九，我們已經在一起五年了。在他對大家敬酒的時候，伴郎高舉著我們邀請卡上的相片，說他認識麥可那麼多年來，從沒看過他笑得那麼開心。

不到一年，我就成了寡婦。

在我們的第二次約會，我們站在落日大道的一個酒吧外面擁抱著，像是十多歲風騷的青少年男女，渾然不覺週末夜晚的車來人往，偶爾還會有人吹口哨或噓聲。「我覺得我像是十六歲。」我喃喃地在他的耳邊對他說。在眞實世界裡，十六歲時，我是夢想不到會有一個長髮高個子，像搖滾歌手般的男孩會想吻我。我是直到二十歲才開始約會，然後到了三十五歲我們才找到彼此。

我們第三次約會起始於維納斯海灘午餐，但是結束在我的沙發裡，我依偎在他的懷抱裡，聽著他的心跳，悄悄地說著禱詞：「感謝祢賜我這個男人。」

我們從政治到白日夢談論每件事情。我對他說我正在寫作小說的情節，他給我一些有見識的意見。我們手挽著手走在沙灘邊的步道上，停下來聆聽街頭表演，或瀏覽那賣東西的攤位，當風開始變大時，他脫下他的皮夾克披在我的肩膀上。太陽下山後，到了一群人在打鼓的地方，我們赤腳在沙灘上跳舞，然後我們偷偷地在比較隱蔽的地方站著接吻，直到我覺的頸子有點僵硬。冬風吹起，使得我們無論如何接觸還是感到寒冷。這樣完美的一天感覺像是我寫的故事之一。我曾經在字裡行間想像過這種浪漫愛情，但沒有想過它會活生生出現。

在我們第一次做愛前，我把可能會導致決裂的因素（deal breakers）先攤出來講清楚。我坦誠我對性畏縮不前，那是青少年期的創傷所造成。他則分享自從三年前他婚姻失敗以來，他一直在跟憂鬱症奮鬥，而他目前正在服用抗鬱劑。我心靈深處隱約有個警告鈴聲正在響起，但我選擇忽略之。我告訴麥可我不在意。雖然我不曾經歷過滿意的性關係，但我不理會性功能障礙可能的副作用。假如他對我有耐心，我也會耐心對待他。

我們的第一次性愛是美妙的。我不知道性愛會是那麼舒服，而且不斷更入佳境。

在我們進入關係的九個月後，麥可決定他不再需要抗鬱劑。那是十月分，他掙扎於藝術創作，日夜不停地埋首於萬聖節的服裝設計。他很瘋狂，無法安靜坐下來。除了他的設計外，他無法專注於其他事情。當他工作時，他會輕聲地喃喃自語，通常是一串髒話——不像是發怒，倒像是在念經。他晚上會變得神經質，腿部不停地顫抖，而且睡得很少。

到了十一月初期，他不可避免地崩潰了，他不再想要出門，也不想做任何事情。他來到我的公寓，好幾個鐘頭癱坐在沙發上，無精打采地凝視著電視。他的性衝動從極度亢奮退到幾乎不存在。有時候，他在夜晚會擁著我。另有些時候，他甚至不想被碰觸。

我從不曾看過麥可一次喝酒會超過一杯，但是現在，他一晚可以喝掉半瓶龍舌蘭酒。酒精像是在他身體裡燃燒起來，使得他從兩眼無神的空洞狀態清醒過來。我本來不介意，直到他開始昏倒在我家浴室地板上。有時候，他是一個容易感傷、也易落淚的醉漢，但是絕少發怒，我記得的只有一次。

我們安靜的在我的公寓裡喝酒，立體音響播著爵士音樂。沒有任何預警或任何語言的挑撥，他用力把酒杯摔在我餐廳的牆上，剝落了一小塊石灰板，連同鈷藍色的玻璃杯碎片散落在地上。我逃進了我的臥房，對這種暴力行爲感到氣餒，而坐在床上嗚咽。我曾經跟一個暴躁的醉漢住在一起，我發誓過我不會重蹈覆轍。

當他進來道歉時，我哭著對他說，我不想失去他。我眞正的意思是：我不想離開你，不要讓我離開你。

接近感恩節的時候，他同意再度服用抗鬱劑。「我是有些不對勁，」他承認。我數著日子，祈禱在我們歡度第一次聖誕節之前，藥物將能達到它的有效程度（抗鬱劑通常需要至少三到五個星期才能產生效果），而且一月就是我們首次約會的一週年紀念。我要以前的麥可回來。那時候的他，眼睛會閃著淘氣的光芒，會讓我發笑，也會熱情地跟我打情罵俏，就像是他做愛時一樣地熱情。他的憂鬱就像是濃霧，滲透到房間的每一個角落，吞沒了我們兩人的能量。

我不斷地告訴我們兩人，情況將會好轉，他會隨著藥物治療而回復正常，但是事情沒有那麼簡單。五年來，隨著醫師調整劑量，增加或減少一些不同藥物，他的狀況就像乘坐雲霄飛車。好幾個月，我們有美好時光，那一陣子他幾乎又是我談戀愛的那個人。然後，有一天我回到家，發現他起不了床，他的眼神看起來平淡而毫無生氣，說明他處在一個漆黑、黯淡的地方。

有兩次，他的狀況極爲惡劣，我擔心他的安全。第一次是我們進入關係的第十三個月時，我打電話問他，我們那晚是否仍要外出，他說他不確定自己能夠離開沙發。他已躺在黑暗中好幾個鐘頭，不知道現在是白天或夜晚。「我不知道從這裡走到哪裡去。」他說著，他的聲音聽起來微弱而迷惘。「過來我這裡。」我告訴他。當他走進門時，臉上的鬍子已留了好幾天，頭髮扁長且油膩，而我雙臂圍繞著他。他的皮膚和衣服有股酸騷味。他在我的沙發裡捲縮成胎兒的姿勢，我坐在他身邊，交互地握著他的手，或摩擦他的肩膀。

以一種平直空洞的聲音，他告訴我：「我不能再過這樣的生活。」

兩年後，瀕臨他第二個工作又要被解僱，他說了同樣的話。經過幾天無法起床的憂鬱發作後，一天下午他不見了，當時我正在辦一些差事。就在他要搭機飛往佛羅里達的克斯島之前，他從機場打電話給我。他曾經告訴我，那是唯一他的生命顯得有意義的地方。我不知道他前往克斯島是爲了獲致對他的生命的展望，還是爲了結束他的生命。當時他再次說了那些文字——「我不能再這樣過下去」——我心狂亂。

「只要你回家，」我懇求他。「我們可以一起克服這件事，只要你回家。」

這兩次，他都回到我身邊。這兩次我們一起度過黑暗，重見光明。在佛羅里達事件後，我們著手於自己的事業，他全心全意地投入，就跟他以往對藝術的狂熱一樣。我們訂婚了。我們正式承諾，無論是好是壞，我們要彼此扶持，永遠恩愛。我想這應該足夠了。我知道憂鬱的陷阱總是在那裡，靜待著吞噬他。但我相信，我們的愛將能不斷地把他救回來。

二〇一〇年，三月三日，星期三，下午五點二十五分，一通電話響起。打電話的人表明自己是警佐，她問我，「有任何人告訴你發生什麼事嗎？」除了麥可，我沒有給任何人我辦公室的電話號碼。因此，我以爲那是臨時工仲介公司所打來的。「我不知道妳在講什麼，」我不耐煩地回答。我還有五分鐘就可以打卡下班，迫不及待想跑到我停車之處，我先生正在那裡等我。這時候，警佐說出麥可的名字，我有不寒而慄的感覺。

我請求一位同事載我到醫院。不遠，只不過幾哩的路程，但似乎永遠也抵達不了。我拿出手機，有六通未接電話，四通是來自我婆婆。我打回給她。「他使用手槍。」她告訴我，顫抖的聲音。我瞬間希望那些字眼不代表認眞的自殺企圖。我開始恐慌，我可能無法及時抵達那裡。每一個紅燈都使我的胸部緊縮，我的心臟加速跳動。

住院牧師是一個纖弱的女性，有灰色頭髮和大型十字架，她在急診室入口跟我見面。她帶我到她的辦公室，以柔軟而平靜的聲音告訴我，麥可的狀況非常危急，預計活不過幾個鐘頭。我過度震驚而說不出話來，我跟著她進入急診室，一個拉著布幔的隔間。

當我穿過布幔，這惡夢是眞的。我看到他躺在那裡一動也不動，被單拉到他的頸部，白色紗布紮著他大部分的頭。我緩慢地接近推床。他的右眼充滿血漬，當我看到這種情形時，我知道牧師所說的是眞實的，他再也無法從這樣的狀況中恢復過來。維生的心肺機發出窸窣的聲音。心電圖上的曲線不是平直的——這顯示他的心臟還在跳動，但當然它是在說謊。他已經走了，離開我了。牧師告訴我不能碰觸他，尤其是他的手，因爲警察還需要檢測火藥的殘留。我緊抓推床的金屬側邊，指關節都發白了。我的胸部很悶，只能淺薄地呼吸，喉嚨堵塞幾乎要窒息，但是我沒有流下眼淚。

當震驚時的麻痺感開始消退，痛苦變得不堪忍受。第一次我約略體會到麥可的痛苦必然多麼的沉重；第一次我了解，結束一切似乎是對這樣痛苦的一種合理回應。我無法思索，在未來的歲月裡怎麼可能沒有他。

「我不知道怎麼辦」變成了我的經文，這些字一直重複著，我像一隻受傷的野獸需要哀號，或僅是躺下來，宣布絕望。隱含在這些文字裡的寄望是，我可以學習過著沒有他的生活。

「我做不到」不是一個我允許自己的選項。麥可有權利拿走他自己的生命，但是他沒打算拿走我的生命。

當面對櫃子上的骨灰罈或我們掛在牆上的照片時，我有時候會對他講話。那些照片捕捉了我們喜悅的片刻，證明我們一起快樂過，不管是憂鬱、失業及財政困境時。我們彼此相愛。我會看著照片問他：「寶貝，爲什麼你要離開我？」

花了整整一年，有一天我終於知道，我了解他想要贈送我的禮物。他離開我，因此我就不必離開他。

9 吊頸的繩套

JIMMY CAMP

病態男孩、天使、雙聲帶巴比、瘋狂寶貝、三鷹強尼、大剪刀。他們都不是眞名，大部分人都有綽號，沒有姓氏。

我那時候被叫做吉米。

現在還是吉米。

我們大部分人都有人在尋找我們，爲了一些好事情或壞事情。父母、皮條客、警察、兄弟、胡搞的經紀人，沒有人想被找到，大部分人都想隱姓埋名、不露面、不問世事、悉聽尊便。大部分人過去都曾住在「地獄」：好萊塢大道七〇二一號（洛杉磯）。

也有人在找我，我不在乎。找得到我是你好運，就來這裡找我，反正無所謂。我剛滿十八歲，我的哥哥有一次來找我。就是在感恩節剛過，他穿著輕便軟鞋，鱷魚牌襯衫，我很確定。他在大道上遇到查理斯，查理斯和我們讀同一所高中，他是被收養的。他媽媽是瘋子。她收容無家可歸的小孩以領取補助金。領養小孩，低智能，痞子。

查理斯十八歲。

沒有人會找他。

查理斯帶我哥哥到「歐基狗」找我，告訴他我可能在那裡。歐基狗在聖莫妮卡大道，我們常常去那裡騙搶同性戀人士。我時常去「歐基狗」。我知道他會要我哥哥買給他四十盎斯的酒或是牛肉捲餅。我沒在那裡。過了幾天，我看到查理斯在El Nido前面的階梯上，那是一家座落於威爾科克斯區的旅館，在聖莫妮卡大道附近，離警察局不遠。他跟一個皮包骨、金髮的野雞住在一起，名字叫波莉。他告訴我他帶我哥哥去歐基狗找我。我們都覺得那很滑稽。通常會有遊民在El Nido前面的階梯上喝「雷鳥」酒（加州出的廉價酒），那天卻沒半個。

聖誕節那晚我打電話給家裡，在廉價電影院的外頭，我想要回家。我哥哥接到電話，我父母都在教會，我父親是牧師。我覺得奇怪爲什麼我哥哥沒有一起去教會。他告訴我，我毀了他們的生活，或許我是。他掛掉了電話，我沒有再打。我就和瑪麗亞去看了兩部一元的電影。她是德國人，十七歲，一個流鶯。沒有人會尋找她。那天晚上警察包圍了「地獄」，我們無法進入。「夜間孩童」關懷團體爲逃家的小孩舉辦了一場大型的聖誕晚會。警察來了把他們全部趕走。有不少人還待在「地獄」，他們逮捕幾個頂撞他們的人。警察在尋找另一些人，他們大部分是來自於洛杉磯及橘郡。他們在洛杉磯及橘郡的家人希望他們的孩子在聖誕節回家。

那晚我們闖進了一處地下停車場，那裡是有花園庭院的複合式公寓，位於梧桐區。在樓梯下有好幾個熱水器，這成了我們的居所。瑪麗亞和我就這樣住在一起。沒有形影不離，只是在一起。

那裡很溫暖。

以聖誕夜來說。

湯姆．米克斯、約翰．巴瑞摩爾、斯坦．勞萊爾、奧利佛．哈迪、瑪麗．蓮夢露、路易．B．梅爾，這些都不是他們的眞名。他們都渴望被找到，惹人注意，充滿活力，但現在都死了。他們過去都曾住在花園庭院的複合式公寓，好萊塢大道七〇二一號，就在中國戲院的隔壁。假如你在中國戲院前的候車長椅上逗留一陣子，日本人會急著步下巴士，給你一塊錢，要求你跟他們合照。特別是如果你在一九八三年理著莫霍克髮型的話（美國印第安人的一族），我就是那樣子。

起初這個花園庭院的複合式公寓的前庭有怪物雕像及一個大噴泉，每一個房間裡都有豪華型鋼琴，氣勢非凡，俗麗的鬧市，在好萊塢成為沒人想去的鬼地方之前，後來它們被釘上木板封起來。

我們叫它「地獄旅館」。

簡稱「地獄」。

我開始使用毒品是一次意外。我十二歲的時候，那一年聖誕節得到一把電吉他，還有一件絨布的連身背心褲及牛仔馬靴，一個吉他擴音器、一套弦、肩帶，及「容易彈」。

「容易彈」是一種噴霧罐，可以噴在吉他的弦上，像是弦的潤滑劑。夜晚時，我經常躺在床上，蓋著床單，彈奏我的吉他。我會在弦上噴「容易彈」，每次都像聽到直升機的聲音。我發現如果我把「容易彈」噴灑在枕頭套上，然後吸入肺部，我能聽到更多直升機的聲音。我還發現，如果我拿被單包住噴罐的頂端，然後直接吸食的話，我會聽到更棒的直升機聲音。我最後還了解，任何噴霧罐都會起作用。我沒有從任何人之處獲知這些事情，放學後的電視裡也沒特別介紹。

髮膠噴霧器的味道很惡劣，它是黏性的。煎鍋的噴霧劑則顯得油膩。我媽媽會噴一種東西在指甲上，使得指甲油快速乾燥，它聞起來沒有那麼糟。我不記得它的名稱是什麼，粉紅色的罐子，不是黏性的，也不會油膩，它成爲我上選的噴霧罐。

吸食指甲油快乾劑很有趣，當你十二歲的時候。最初，你只是躺著聆聽直升機的聲音。一陣子後，你會開始產生幻覺。如果吸食過量，你會不省人事。但是不會有什麼眞正副作用，除了腦部傷害，或是抽搐，或死亡。我從來沒有發生過抽搐或死亡。

我也不在乎。

不到十二歲的時候。

大多時候，我是放學後在自己房間吸食，但也經常在晚上躺在床上吸食。有時候我會進到浴室，鎖起門，假裝我正在上廁所。有一次我坐在馬桶上，吸食到發神經似的，就像查理斯·狄克遜小說裡那壞心腸、孤兒角色的人物正坐在我的肩膀上，他們三個人吸著菸，大笑著，把菸灰彈在我頭上。我擔心我母親會聞到菸味，我走出來，讓抽風機繼續開著，關上門。樓梯就在浴室的門邊，從樓梯往下看，我學校的校長，塔勒太太就站在樓梯下，就像麗亞公主（星際大戰裡的主角）那般，她把手指放在她的下巴，對著我搖頭。那些查理斯・狄克遜的傢伙跑進我的房間，放肆笑著。

我必須從我父母親那裡偷錢，這樣我才能購買指甲油快乾劑。從那麼小起，我就是個小偷。不明白爲什麼會這樣。這噴罐不很大，我一個星期要用二至三罐。我乾脆直接從雜貨店裡偷拿，這樣省了一個步驟，我有小聰明。

有一天我在廁所裡用藥，我媽媽大聲喊我下樓。我知道麻煩來了。到底是爲什麼，我忘記了。我步伐不穩的下樓。她看著我的眼睛，她聞到了指甲油的味道。她上樓到廁所裡發現換洗的衣服和噴罐。她呆住了，她打電話給坦能博牧師，他立刻就過來了。他坐在我的床上，脫掉他的鞋子，把腳放上來，試著要與我談話。這眞是很奇怪。牧師脫掉鞋子，在我床上。

眞正的毒品很貴。海洛因、「快速」、「可樂」，很難拿到。無家可歸的、逃家的、街童，都沒有錢買眞正的毒品。這些街頭的壞老鼠爲了要有足夠的錢買毒品，他們必須搶、偷、耍騙、做壞事。這些壞孩子。

繩子套在頸子上。

槍頭含在嘴裡。

假的毒品很便宜，容易拿到。噴罐、液態紙、飛機膠、止咳藥諾比舒咳（Robitussin）。小孩能夠在一個鐘頭就乞討到足夠的錢買到這些假毒品。沒希望、胡搞的小孩，他們最常用的是液態紙，把它擠出來到一個紙袋裡，吸到肺裡，你會聽直升機的聲音。你可以看到那些人在好萊塢大道閒逛，臉上還有乾掉的液態紙。我已經不吸這些爛東西，幾乎沒有吸啦。那是給十二歲大吸的。我最後想要的是在半夜裡，在一個大的廢棄的公寓裡，充滿逃家的、有毒癮者、妓女、強姦犯、小偷、垃圾，聽到直升機和看到那些不存在的狗屁東西。看到那些狗屁東西眞正存在實在太糟了。

有時候我在大道上彈吉他。

足夠的錢買「四十盎斯」酒。

一些食物。

食物容易得到。你只要耐心的聽那油膩頭髮打扮得像艾克・特納那樣，穿著傳教士服裝的人講道四十五分鐘，就可以有上面塗著辣椒粉和起司的英國鬆餅可以吃。你也可以在麥當勞打烊的時候到它的大垃圾桶等，他們會出來丟掉那些沒有賣掉的魚片及大麥克漢堡。有時候那個傢伙就直接給你，有時候是放在垃圾桶的最上面，有時候會故意和一般垃圾混在一起，跟你搞鬼。那要看執班的人而定。

我不記得什麼時候我開始試海洛因，只記得是在「地獄」旅館，我們有三、四個人在一起。我不記得是先試用「速度」，還是海洛因。那是我第一次用注射的。在「地獄」沒有水。我們需要水才能用注射的。大白天我們不能外出再回來，太危險了，會被警察看到。如果一個人被抓，警力就會加強，造成情勢緊繃，這樣連晚上都不能進出。如果你點起這把火，別人會對你很不爽。我們看到了半瓶的加拿大蘇打水在地上。我們確定嚐起來還很淡，沒有人撒尿在裡面。我們用它來煮毒品。我們這三、四個人就共用一個針筒。

這件事發生在愛滋病仍被認爲是同性戀的癌症時。

我們不是同性戀。

不必擔心。

只是一個可以吊死人的繩結。

你必須做壞事才會得到眞的毒品。我有良知，我只對壞人做壞事。壞人不會提報警察，解釋一下。當一切出差錯的時候，不想回到監獄，或地獄，眞正的地獄。但你總是知道這是遲早的事。

勞拉只有十六歲，達雷爾是她的男朋友，光頭。我們是一起來到好萊塢的。她來自橘郡。我們查看了一個公寓建築，前面光亮，後面陰暗，跳過兩個籬笆就能脫身，就在福樂街，魯尼恩峽谷。曾經這裡有個大豪宅、游泳池、網球場。埃羅爾・弗林住過。它跟著好萊塢這地區一起沒落，成了曼森家族（美國著名的殺人魔家族）的住家。這裡有四處打零工的人、流浪漢、街上的人渣。

我們對它知道得很清楚。

現在它是一個公園。

勞拉站在日落大道，在拉布雷亞和漢蘭達之間。和街上的流鶯一起。我們在一個黑暗的停車場等待，車子路邊停了下來，勞拉在車子裡。中東的傢伙，有結婚戒指，後座有嬰兒椅。結過婚，有個小寶寶。勾搭十六歲的女生。打砲，壞蛋。公平遊戲（惡有惡報）。我們壓制他，拉掉他頸上的金項鍊。就像電影裡演的，拿把尖刀對著他的臉。我還沒有放過他，錢包在後車箱裡，我們拔掉車的鑰匙，把他踢下車，打了他的臉，他開始大叫「救命！救命！」搜查他的口袋，還有幾百塊。跳過兩個籬笆，隨手拋掉了鑰匙。暴風雨停了。我在想他對他太太要如何講。我們兵分幾路，前往魯尼恩峽谷，在舊的網球場會合。爲了避風頭，我外出走走，買些食物。整夜沒有睡。隔天早上我們在一家廉價的中國旅館裡開一個房間，帶了一些朋友一起，沖了澡。大睡了一覺，再胡鬧了一下，那個中國女士上來發現，對我們大叫，叫我們滾蛋，否則叫警察。我們共有六個人。回到了「地獄」，只剩下十二元。隔天勞拉和達雷爾就分手了。我留在原地，擦槍走火。

聖莫妮卡大道是個金礦。

很多壞蛋。

有很多錢可以給大孩子買毒品。

老同性戀在漂亮的車子裡找看看能不能搞個男孩。

如果他們有人問我，我會說我十五歲。他們喜歡那樣。這樣使他們更糟糕。更容易得手。

我的第一次但不是最後一次。老頭子，光頭，戴眼鏡，富豪汽車，好地方。到了他的臥房，我說我要用一下浴室。他在床上沒穿衣服蓋著床單，我可以看到他硬起來了。坐在床上，我感覺到他的手溫柔地撫摸著我的背部。我彎腰向下，假裝要解開我的牛血色馬丁博士的靴子，拔出了一把蝴蝶刀，緊緊的抵著他，我能夠看到他喘著氣。看不到有任何移動。他的堅硬消退了，看起來像是木乃伊。我不知道他是否有槍，藏在某一個地方。打開電視。計程車。亞歷格斯、路易、納爾多。沒有太大聲，夠大聲了。拿走他的錢、信用卡、皮褲、漂亮的皮夾克、黃金珠寶、汽車鑰匙，割斷電話線。臥房。廚房。很安靜地離開，就像是一場電影。汽車裡的油針顯示沒有全滿。

我們的生命沒有意義。

對我來說。

我曾經是個小男孩，一個嬰兒。開始的時候，我是好人。早上我媽媽在早晨會進到我的房間，而我會躺在那裡，在我的嬰兒床裡，清醒著，非常快樂。也不怎麼會哭。我有捲曲的棕色頭髮，深巧克力色的眼睛。我是我母親生日的那一天出生。她的最愛，是個甜心，直到我不是，沒有理由。在我十一歲的時候，他們開始帶我去看兒童精神科醫師。沒有人能夠解釋爲什麼。有個人會跟我談話，她人很好。「你這星期如何？」「學校生活如何？」「那件事你覺得如何？」「我不知道。」最終他們不再帶我看診。沒有結論，沒有眞正的討論。沒有深層壓抑的記憶我有被虐待或疏失。沒有胡搞的童年。沒有絕望。

然後。

就是這樣子。

我把繩子套住我的頸子。

槍抵在我的嘴裡。

針打到我的血管裡。

刀片劃在我的手腕。

我試過。

試過每一個機會。

不顧一切的人缺少人生價值。

我的生命。

小姑娘——肋骨（據說上帝以亞當之肋骨製成夏娃，故稱之）——她不喜歡我們這樣稱呼她。她的粉紅色頭髮。她後背上上下下的印痕。暴露出來的或沒有的。樂觀的探險。每一天。我的臉都被拍了一下。親吻。握住的手。在鐵軌上。

當她從科羅拉多街的鐵橋跳下時，我沒有在那裡握住小姑娘柔軟而仁慈的手。緊閉的嘴。欺騙的手段。這個制度。她頭髮上的風，臉上的陽光。我沒能在場再一次親吻蜜雪兒的頸子，在她把所有的海洛因都打進她的頸靜脈之前。

我沒有在場，在彼得的貨車裡，與他一起吃有機的開心果，討論優勝美地理史前冰河的活動，當他關上了車庫的門，卻讓貨車引擎轉動。他魔術般的眼睛暴突，他的臉變藍。生命充滿美麗。希望。生命。很顯然地。

繩子總是會斷。

槍會熄火。

針剛好不夠用。

刀片鈍了。

我站在橋上。

把針對準我的頸。

把鑰匙留在啓動的位置。

然而，我還是在這裡。

10 哀傷的身體

ZOE FITZGERALD CARTER

當我的母親自殺時，我想，終於！我能夠鬆口氣了。

不會再有憂慮、預感，或試圖去和她談論這件事。不會再有關於安眠藥緊張的討論、氦氣，或嗎啡。不會再去費神了解這個「死亡的日子」，每當她突然要改變日子，她認為她還沒有準備好要走。我不再需要搭飛機橫跨整個國家，帶著兩個小孩子來回奔波，喔，更糟糕的是……沒有帶小孩時。

幾個月來，我的主要工作就是幫助母親能夠逃離這個已經惡化的巴金森氏症。所以當她最後決定要認真面對時，她就開始不吃不喝，那是二〇〇一年七月第一個炎熱的日子，十天過後她就去世了。那就像是我經歷了一場浩劫餘生。在人類歷史上，這最有計畫、討論、延期及爭執的死亡總算結束。我是哀傷的，那是當然的，最主要是因為我已經筋疲力盡。

我也很惶恐地重拾我「真正生活」的那些遺失的片段，大部分已無從回想。經過很快的告別式，同時也告別我在哥倫比亞特區那白蟻蛀過的童年住家後，我回到了北加州，決定認眞起來，彌補那些失落的時光。

我把自己投入志工的工作，在我小女兒的學齡前幼兒班裡當志工媽媽。我繼續寫我一年前就開始著手的小說。我像瘋子一樣，在柏克萊斜坡蜿蜒曲折的路上騎著腳踏車。我試著記住我的先生是怎麼樣的人，我是什麼原因和他結婚的。

大約一個星期左右，我像旋風般的釋放精力。我下筆如飛，騎車飛奔下山，熬夜，開共乘車道，做愛，開派對，還有聽音樂。不會再等著電話響起，聽見母親那令人窒息的聲音，提議另外一天——另一種方式——死亡。不會再整個早上躺在沙發上，不敢答應任何一項活動，因爲只要來自醫生或看護的電話，或來自母親另一次關於死亡的談話，我的活動就會被打斷。

每件事情都上了軌道，我想，烹飪好吃的晚餐給女兒及先生吃，彈奏我荒廢已久的吉他，套上我的腳踏車踏板，戴上我的安全帽，展開另一次騎乘。我享受最近甦醒過來的肌肉，我增長的肺活量。

然而接下來，這完整的建構卻滑了一跤，滾動的車輪及飛揚的安全帽都驟然停止。但這不是我的腳踏車撞壞了，而是我的身體。

首先是我的視覺，有個奇怪的東西讓我覺得自己是不是會失明。我的視野出現一個模糊、難以形容的障礙物，那是在我母親過世後一、二個月開始發生。它像是閃爍的雲在我的眼裡跳舞。一層淡薄、搖曳的薄紗隔在我跟這世界中間，使我覺得一直像是喝醉酒——又像是半睡半醒。

我嘗試著忽略它，看它會不會消失。擔憂眼球發生了問題，或是腫瘤（癌症），或什麼不聽指揮的東西跑進了我的腦額葉。但是有一天當我和我的小孩及我們的金毛小狗在柏克萊沿岸散步時，小狗跑在我們的前面。我發現更加糟糕了，現在有了殘留影像效果。我轉頭找狗，前一秒鐘的影像竟然和牠現在在沙灘上跑的影像重疊在一起，產生了重疊曝光的效果。

我感到驚恐，我只有不斷的和在我旁邊八歲大的孩子聊天，並緊緊的握住四歲大孩子的手。我放慢腳步配合她們，慢慢地走下步道。瞇著眼保護我的頭腦不受到來自海灣強烈的閃光所刺痛。

我只是想當正常人，做一個親切、正常的女人，享受相夫教子的生活。家庭作業、練習足球、與朋友共進晚餐、寫作、烹飪、帶狗散步。

但是我不正常。我會失明。半夜會突然醒來，驚嚇出一身臭汗。我會躺著想：我是不是小說裡的主角，這個奇怪的眼睛疾病是一種隱喻嗎？一個滑稽的玩笑嗎？抑或僅是走惡運？

或許只要我能推敲出來，它就會離我而去。

接著而來的是肌肉抽搐，首先是左眼皮，然後往下移到我的手臂，它會突然跳動，尤其是夜晚，在我的小腿肌。之後是隨機的劇烈疼痛，在我的左後背上方擴展開來，就像是魔鬼要長出翅膀。更爲生活化的說法是，我感到昏眩、胃痛、夜間盜汗及失眠。

我一直以來都很健康，現在則像是進入迷離境界。我以前擁有平靜的夜晚，現在則是被不能入睡和惶恐所糾纏。我忽然懷疑是不是我母親死亡感染到我；當我陪伴她睡覺的時候，她的疾病及絕望是不是已經滲透到我的肉體裡。我告訴自己，我是個白癡。除了可能是腦瘤外，我的任一症狀都不是嚴重的，只是一些惱人、短暫的抽搐。這些同樣也會過去的。

這些嚴肅的自我說教，總是跟著浮現一些畫面：我小孩的成長缺少了母親，我先生找到一位新的太太，床鋪則變成一波波淩亂的床單及焦慮。

早上的狀況好多了。只要幾天不使用電腦，我的視力會好一些。殘留現象沒有了，而這層薄紗退到了外圍，就像舊式照片朦朧的邊緣。但是在我騎腳踏車爬上斜坡的時候，我會覺得昏眩而喘不過氣來。我的心臟在胸腔裡開始不正常地舒張及收縮，一下子有規律，另一刻就又可惡地怦怦亂跳。

我年輕的心臟科男醫師——吳醫師，告訴我這是心律不整，這是個別事件，除非它變成長期性的。它可能是遺傳，也可能是荷爾蒙。少喝一點咖啡，少喝一點酒，控制好壓力，六個月後再來看診。

什麼？控制好壓力，當我的心臟——我的心臟，這個東西的功能就是使我能活著——有無法控制的差錯時？一個人要如何保持平靜，當他的脈搏發出像鬆掉的節拍器聲音（噗，波，趴打趴打，波），吳醫師？眞的嗎？

我沒有再回去找吳醫師，我也沒有停止喝酒。我坦白地說，我壓力太大而無法做到這兩件事情。這也可以解釋我頭痛的日子比沒有頭痛的日子還多。這疼痛從來不嚴重，比較像低層次的訴苦，而不是火力全開的咆哮。但是我發現我自己在囤積布洛芬，不合理的深怕自己會處在一個人煙稀少的地方，沒有一家Rite Aid或CVS藥局。我把藥罐放在我的錢包裡、浴室裡、汽車的置物櫃裡，甚至放在我的腳踏車後面的小袋子裡。只要有那個牛奶咖啡色的藥丸在身旁，我就會覺得安好。

但是我沒有安好。我的身體爲什麼會四分五裂，有一種想法開始露出曙光。或許這一系列外顯的症狀眞的是一種隱喻、一種信息，或一種密碼，我只是太笨或太累，所以無法理解。我甚至懷疑，我的身體衰弱跟我母親有所關聯，特別是她以傷痛的方式離開人世。但是我太忙碌，沒有赴醫生的約會，以便深層地思考這個問題。

眼科醫生告訴我，我可能是眼睛疲勞的惡劣病例，不然就是有神經方面的疾病。神經專科醫師告訴我，我沒有神經性的疾病，但也無法解釋我的視力問題。簡單而扼要。資深護理醫師叫我做電腦斷層掃描，看看我的頭痛是不是鼻竇炎所引起，結果不是。

這些醫生所說的話對我毫無用處。顯然，我對他們是一個謎，對我自己也是如此。我現在的日子都花在追蹤症狀、求診醫生、上網搜尋，以及自行診斷上，從肌肉萎縮症到癌症的每一件事情。我變得脆弱、精神煥散及悽慘。我不再打電話給朋友或彈吉他。當我先生在床上要接近我時，我推開他，把自己緊緊地捲成一團，只想跟我的害怕、我一寸一寸的身體掃描影像獨自相處。

我的最後一根稻草是當我在柏克萊山丘上一個樹林公園裡帶狗散步，我的小腿外側擦到了一枝毒葛。不像以前一樣，只是出現像星座一樣的小水泡，很快的就會消退。我的兩邊小腿外側，從膝蓋以下潰爛腫脹。我的腿滲出了液體。小水泡沒有消退，反而往上蔓延。一天我左手臂很癢，發現有小水泡，已經變紅了。貼了一塊貼布在胃部。很害怕自己會去抓癢。皮膚癢已經蔓延開來，甚至到我的左耳、我右邊膝蓋的後面。我的皮膚在玩弄我、折磨我，從各方面反叛我。

就這樣，一個春天的下午，我躺坐在浴室的地板上哭泣，試著要把紗布綁在我的小腿外側潰爛的地方，但是沒有成功。我的身體好像是在接縫處分開了，從眼睛到腳踝，從外層到體腔。從扭曲的背到不規律的心臟。

我對自己的無能爲力感到生氣，就像是那時候，當我母親不斷說著要殺死自己時，我生氣地對她表示我無能爲力。不只在那一次，而是以後的每一次。我需要她傾聽我，可惡——關心一下我的困擾，當作是個交換。

隨著這些憎惡的事情的發生，我察覺我是多麼完美地複製了自己的傷痛：無助感、恐懼，甚至無止境的醫師預約。在快樂地重新做自己的簡短間奏後，我又掉進了一個熟悉的病痛世界：我存在於一個孤立、羞愧的荒涼處所。（不勝枚舉的身體症狀絕不少於我跟即將死亡的母親所討論的那些病痛。）

只是這一次，我只有自己能夠怪罪，因爲我不能再怪罪死去的女人。

在我的記憶中，就是H醫師的接待員打電話來的那天，很意外地拋給我一條救命繩。至於這個世界，這個把我搞了好幾個星期的世界，只是在岸邊看好戲而沒有伸出援手，就在我即將溺水的時候。

我是從我的朋友，瑪麗那裡知道了H醫生，她是一位佛教徒治療師，我跟她分享了我對主流醫學的不信任。據瑪麗所說，H醫生很聰明而且完全不走正統路線。她會摸脈搏，施行肌肉測試，提供中藥。最重要的是，她能診斷出其他醫師忽略或看不出的病症。

很興奮而孤注一擲地，我打電話到她的診所，每次她都沒在看診。無奈之下，我只好留下我的姓名在她的候補名單上，不期待她的回電。但就在那時候，好幾個月後，當我的腿潰爛得令人同情，而我倒在浴室裡哭泣的時候，她的接待小姐打電話來，想知道我是否還有興趣看診。我當然有。

當我抵達的時候，很清楚看出，H醫生的行事作風有點不同。小型、雜亂的接待室放置許多絲巾和杯子的隔熱墊，那是爲夏洛特・麥斯威爾籌募資金之用，它是在奧克蘭的一個乳癌基金會，爲貧困婦女提供另類治療。H醫生親自出來接我進去，一個嬌小、灰頭髮的女人，穿著一件瓜地馬拉的彩色襯衫。她有明亮的藍色眼睛，還有細微的鬍鬚在她的圓臉頰上，但不失魅力。

沒有什麼開場白，她帶我進到她擁擠而同樣淩亂的辦公室裡，她撲通一聲坐在一張小型的書桌後。她爲自己倒了一杯水，問我發生什麼事情。隨著我開始講話，我覺得自己放鬆下來。沒有常見的紙張翻動，沒有絲毫的不耐煩，也不覺得我的問題太散漫、太無關或太奇怪而不值得考慮。我感覺到的只有好奇、發問問題，以及更多的問題。關於我的症狀，但也關於我的生活：我跟誰住在一起？我吃些什麼？什麼事件可能促發我的健康危機？

在某些時刻，她會叫我到診療桌上，測量我的血壓，檢視我的舌頭，重複地叫我平舉手臂，然後她把它壓下去，同時接觸我身體的各個部位。「能量測試，」她理直氣壯地說著，「這很有效。」

回到她的辦公桌，她給我一個結論：「妳的肝功能緩慢，妳的神經系統超載，妳因應壓力的能力嚴重受損。視覺裡的白點、肌肉的抽搐、頭痛、心律不整——甚至毒葛——都是同一件事造成的。」

隔了一個桌子，她注視我，她的表情是同情的，但不是「可憐」的眼神，而是「情況發生了，你需要加以處理」的態度。仁慈的，但是實事求是。我發現十分地受到安慰。

「妳必須哀悼妳的母親。」她說，在說話的同時，她一面寫東西在一張紙上，「寫作、靜坐、走路、騎腳踏車——繼續騎腳踏車！心律不整將不會要你的命。當它是一個訊息，妳的身體是在告訴妳，讓妳知道它承受著壓力。妳需要聆聽它。妳會好的。妳還年輕而且健康。我們只需要讓你恢復平衡。」

她寫下好幾頁的指示，從少吃麥片及奶製品（「現在，我們會逐漸增加你的門檻」）、到服用中藥補品（一種稱爲「釋放月」的草藥），再到深呼吸及靜坐的每一件事情。然後她將我轉診到順勢療法醫師和針灸醫師之處，兩位都是女性，她們都是她的同事，而且告訴我六個星期後再回來。

坐在我的車子裡看著窗外。我哭了，然後我笑了，然後我凝視著霓虹燈，試圖了解剛剛到底是發生了什麼事。幾個星期以來，第一次我深深感覺到希望和抒解，我不會死掉，沒有神經崩潰，我也不是發瘋或愚笨。

那天和以後的每一次回診，我都遵照H醫生給我的指示，而我終於好轉了。我也閱讀一些書籍，像是《當身體說不》及《爲什麼人們不會痊癒》這類讀物，而且了解躲在創作、壓力及突如其來的哀傷的身體表達背後的一大套學問。然後我再度感到生氣，因爲大部分醫生只看待我們爲單一的症狀，或至多是一些症狀的組合，而不是視我們爲整體的有機體（holistic organisms）。

但是那一天有一件事情我很確定：我收到的遠多於良好的醫療建議；我還收到被「整體看待及對待」的禮物。不僅是我身體機能失常的部分，而且也是我的存在的哀傷、被忽略的部分。這些未被承認的情緒一直任性地抛出各種症狀，就像亂發脾氣的小孩。

多年以來第一次，我感到被撫慰著。

很顯然的我笑了，可是接著我又哭了。**我母親在她死亡前已有多年沒有再撫慰我，這可能是最大的哀痛，甚至比她的死還大。***我一直拖曳這個龐大多層的岩石，雖笨重但還是可以承受。一直到現在，突然沒辦法承受了。

但是因爲H醫生伸出援手，我能開始把它敲裂，削成碎片，再搗成粉粒而滾開。

我有時候想到，H醫生是否會考慮接納我。

---

* 譯註：這是本篇的重點。每一個人都需要親情照顧！都需要愛，才會健康。

當然，沒有神蹟般的治療。但是在我第一次看診後不到幾個星期，我的許多症狀開始消失了。首先是眼睛的問題解決了，然後我的頭痛消退了。我逐漸了解，心律不整至少部分地與我喝紅酒有關聯，所以我戒除了。

最重要的是我學習到要追悼我的母親。在餐桌上要舉杯敬拜她，前往媽媽的墓前祭拜她，甚至寫一本書紀念她（弔祭文）。原諒她沒能看顧我，追念她做過的一切。

十三年過後，那些症狀沒有再出現過。仍有好幾次，我的身體會對我說話，但在這些日子裡，我知道如何傾聽。雖然H醫生幾年前就退休了，但我有找到一些聰明而有愛心的女人，她們協助我明瞭我身體想要告訴我的話，它通常是表達我們最深處的需要。

每當我想起那些日子，我仍能完整地記住，當我處理自己破裂的身體的恐懼及挫折。但我記得最清楚的是，當我躺在各個診療桌——H醫生、針灸治療師及順勢療法醫師的診療桌，她們都是女性，年紀也都比我大——並回答她們親切問話的幸福時刻，感覺到她們憐憫的手撫摸我的前額，或撫摸我疼痛的背部：她們輕柔如母親般的手碰觸我的皮膚，我的心靈開始痊癒。

11 如果我愛你，你要離開

DEBRA LoGUERICO DeANGELO

「哦！不會吧！所有媽媽都愛她們的寶寶！」在你把這樣的結論加諸我之前，請先聽我說。這不是關於憐憫同情，這是關於最終著眼於真相。僅是察看，不必做任何評斷，而這就是真相：我母親不愛我。

但是不要怪罪她，我是那個等式的一部分。我不是每個母親都想要的那種咯咯作笑、嘻嘻哈哈的嬰兒。完全相反，我嚴肅且悶悶不樂，我不跟人眼光接觸。「眼光接觸」是親子連結的關鍵因素。當母親——或任何他人——注視我時，我的眼光會移開，看著附近來往的車子，或在風中搖曳的樹枝。直到三歲多，我父母才發現我是法定的失明。任何東西只要離開我的臉五寸遠，看起來就像萬花筒中模糊的色彩和動態。進行眼光接觸？我根本看不到臉孔，更不用談眼睛了。

沒有眼神接觸，我也就沒有笑容。「回應的笑容」在親子連結中是另一個關鍵步驟。我直到一歲多才會發笑。就發育上來說，我遲緩了大約八個月。對於我看不到的東西，我無法回應。

但是等一下，你說，這不可能就是全部的情節！失明的嬰兒仍會對他們看護者的聲音發出笑容！

「看護者」是複數。

轟隆！就是這個。

我母親在一九五〇年代就是一個醫生，那時候的女人如果不是家庭主婦，就只會是當祕書或教師。她們可能是護士，但不會是醫生。在第一件奶罩被燒掉之前的幾十年，我母親就已是一個女性主義者，而她甚至不知道發生過這件事。但她確實知道她不打算當個祕書。她擔任女服務生而完成醫學院課程，那個畢業班只有二位女性，她是其中之一。她的醫生頭銜是努力打拼得來的，她不會爲了母職而拋棄它。當我兩個星期大時，她就回到工作崗位。所以我展開了我一直渴慕「某個人」的一生，我當時太年幼而不知道那個人是誰。

至於我父親，他也是一位醫生，長時間的工作，使他多半也不在我身邊，除了週末的時候。在早先那幾年，他對我很慈愛及關切，但我繼續渴慕「另一些事情」。不幸地，酒癮和第二次世界大戰的創傷後壓力症候群（PTSD）最終侵蝕了他的心靈，但即使在病情嚴重的時候，他至少也會注意我，縱然只是微乎其微的，也遠多於母親對待我的情形。

一九五九年，那時候還沒有白天的托嬰，我父母依靠祖母們及阿姨們輪班來照顧我，每一位只停留兩個星期，就把嬰兒交棒給下一位，然後回家。我的需求是由一系列「母親們」供應的，她們對我展現關愛及情感。

然後就離開了。

永遠離開。

你知道嗎，「物體永存」（object permanence）——嬰兒了解雖然東西看不見了（被遮蓋起來），但它們仍然存在於那裡——的概念，要到大約十二個月大才會發展出來。在那之前，當某些東西或某些人不見了，他們就是永遠消失了，不會再回來。

死了。

死了會帶來哀傷。我不記得我第一年前來的人們或事件，但我鮮明地記住，我哭到聲嘶力竭、阻塞的鼻子、吞下湧出的淚水及黏液，一種疼痛的空虛感懸在心胸；淚水浸濕枕頭的味道。每一次，我的看護者之一「死了」，我就會哀傷，追悼她們（即使是微不足道的人），不願意發笑。

當「物體永存」發展出來後，我了解我的「母親們」終究沒有死亡。她們抵達，擁抱我，親吻我……然後離開。我開始認識這樣的模式。有些小孩當察覺看護者即將離開時，他們會產生分離焦慮（separation anxiety）。我先發制人地保護我弱小的心靈：我不再使自己依附任何人，依附會帶來遺棄，依附會帶來傷害。爲了避免傷害，首先就不要依附任何人。

不要相信任何人！

因爲……

他們。

將會。
離開你。
我是一個「撲克臉孔」的小嬰兒，我的臉孔沒有情緒表達，不作任何回應。我完全無法融化我母親的心。我看著她就像我看著任何陌生人：我不認識你。當然，這使得母親很容易離開我，而專注於她的事業。我確信她認爲這不是什麼大不了的事情——因爲很顯然地，我不喜歡她。
關於這點，她顯然錯了。渴望她的愛，就像一條細線貫穿我整個生命，但是我把這珍貴的祕密保留在內心裡，我沒有表露出來。當她離開時，我不哭泣。但是我知道她要走了。她告訴我，每當她下班回到家，不論多晚，我總會站在我的嬰兒床裡，安靜地握緊欄杆，等著要看她。然而我僅是凝視。
媽媽最終用光了她的親戚，她轉向一系列的臨時保姆，但沒有一個是我在乎的。在失去那麼多「母親們」後，我已學好了「不要依附」的功課。雖然我還是依附我自己，我是我自己最好的同伴。我所需要的是一些書本，或我小型的紅色電唱機，或我們寬敞後院的鞦韆，或隔壁的貓在籬笆上叫著。在我還是孩童之際，我就開始保護我內心的小孩。
到了我二十多歲，我經歷幾次不良的男女關係和一次災難式的婚姻。我求助諮商師，談論我丈夫對我的情緒虐待，但最後卻是談論我的母親。在一次會談裡，我攤開我從出生到現在的照片。治療師依照時間次序檢視那些照片後，她的評論是：「你一直很悲傷。」
悲傷？

這到底是什麼意思？這是我一直以來的感受。我無法理解以任何其他的方式感覺。如果你是色盲，你無法想像你不能看見的顏色。那是不可能的。你只能接受這就是世界看起來的模樣，就是這樣子。到底什麼是「紅」、「綠」或「快樂」？我的治療師把我長久以來的悲傷稱爲「幼兒憂鬱症」。至少它爲我長期、低階的渴望提供了脈絡。每一個我曾擁有的「母親」，包括我實際的父母，都遺棄我，難怪我如此謹防自己依附任何人，我仍然在保護自己。

再快轉回到現在，我發覺「幼兒憂鬱症」實際上是一個更大障礙症的症狀之一，這個障礙症是「反應性依附障礙症」（Reactive Attachment Disorder, RAD），起因於擁有多位看護者，而在嬰幼兒期不能形成穩定的依附關係。幼兒從來不曾學到親子連結。通常，你必須是在羅馬尼亞孤兒院長大，或是經常更換寄養家庭的情況下，你才會發展出RAD。但我之所以產生RAD，是因爲爲從祖母、阿姨及臨時保姆的手中被傳來傳去，不停地重複著。

RAD的幼兒顯得退縮、哀傷及無精打采：沒有明顯原因就發怒。她不會尋求安慰，也不回應他人的安慰。她不笑。她會密切觀察他人，但不會參與他人。她不會尋求他人抱抱，也沒有興趣玩「躲貓貓」，或另一些互動的遊戲。

那就是嬰兒時的我。

再加上我忽視眼前的臉孔，因爲我看不到。那些日子裡，我被帶進帶出，施行早期自閉症治療。回到那時，我父母僅叫我爲「嚴肅」，就把我交給值班的任一位看護者。我是「嚴肅一號」。四年後，我胖嘟嘟、活潑的妹妹出生了，她是「微笑一號」。但她也經歷了一連串的看護者，她有什麼不一樣呢？

她有我。

從第一天開始，在蘇絲的生命裡，我就一直存在。看護保姆來來去去，但是蘇絲會微笑，也會眼神對看。母親總算有了她夢想中的小寶貝。有一張我們的合照可以說明這一切，母親抱著蘇絲在她的膝蓋上，喜悅的眼神往下注視著她。她們帶著愛意地互相凝視。我倚偎在母親身旁，但是她得空的手沒有環抱我，她的手壓在腿下。她的肩膀稍微轉向一邊，製造一道防護牆：防護著我。

蘇絲一出生，我好像就不存在了。我會非常嫉妒嗎？我會用身上每一根神經痛恨她嗎？不會。蘇絲是我經常的玩伴。她是第一個沒有離開我的人。此外，她很有趣——一個大娃娃，會移動，會流口水，也會呀呀發聲。而且當她對我笑的時候，我終於也回應微笑。

這是不是說，我自然地痊癒了。我沒有變成一個像蘇絲一樣活潑、快樂的小孩，我保持嚴肅及孤單。到了開始上學時，我比較喜歡書本及動物，勝過跟其他小朋友相處。那個時候，我父母給我戴上一副有點閃亮、貓眼、可樂瓶子似的眼鏡。我能看見東西了！但因爲戴著它，我受到無情的嘲笑。我是一個外表奇特、眼珠凸出的小胖子，他們休息的時候都不理會我。

然後青春期來臨。

嬰兒肥延伸爲曲線。

隱形眼鏡取代了玻璃眼鏡。

我開始結交朋友，隨之是男朋友。很多男朋友。

在高中，我成爲了一個「大眾情人」。亂搞的人物，對不對？

我在高中時發現了兩件事情。第一件是，酒精、大量朋友，以及像個搖滾明星般參加派對，這些可以緩和你的心痛，塡補你的空虛——至少一會兒。第二件是，當你跟男孩發生性關係時，他們會抱你及吻你。這些只是爲了交換我張開雙腿舉高，以讓他們在我身上抽動幾分鐘。我感覺到被愛，即使只是一陣子。在我的心裡，那是完全公平的交易。

他們說女孩之所以雜交，是因爲跟她們父親有不良關係。這種說法不一定正確。有時候，問題是出在另一位家長身上。淫蕩女孩可能不是爲了渴望男性的注意力，她們可能是爲了渴望母親的關愛，她們會不顧一切地博得這份愛。

諷刺的是，當我絕望地尋找我所渴望的無條件母愛時，我正好嫁給了一個無法給我這份愛的人。我無窮盡地渴望關愛，卻是一無所獲，只有我丈夫的情緒虐待及蔑視。傷心的人經常會跟另一位傷心的人結婚。我們都認識心碎的聲音。

你知道當傷心的人互相結婚後，他們還會做些什麼？產下小寶寶。

感謝上帝，有那些教導如何當父母的書，因爲我一路走來是隨機應變（特別感謝佩內洛普・莉茨的書，惠我良多）。不僅我缺乏任何做母親的概念，當我母親有了她第一個孫子時，她也沒有機會加以彌補。我的初生兒二歲大時，我母親死於腦動脈瘤。那是在我一生中，她唯一一次對我說「我愛妳」——當時她住進醫院，就在臨終之前。她被注射嗎啡，我懷疑那是藥物在說話。

公平地說，那是唯一一次我也對她說「我愛妳」，我可是沒有任何藥物可作爲推托。很諷刺的，雖然我跟母親的關係是緊張的，她的死亡卻像魚雷進到了我的靈魂。我獨自哀悼到茫然若失的狀態。不僅我失去了她，這一次是眞的，我也失去了我一生的夢想：試圖建立起跟她的關係。我父親九年前就因爲中風而嚴重失能，所以他基本上跟死了沒有兩樣。我感覺像是孤兒，已經沒有什麼親情留下來，除了我功能不良的婚姻。

所以，現在怎麼辦？

再生個小孩如何？那總是對事情有點幫助，對嗎？

我的女兒在兩年後出生。但在那時候，我的婚姻卻是呈現幾何級數的惡化，但是我們的小孩是聰明、美麗、開朗及有魅力的，儘管像是在地雷區成長。任何時刻，任何隨意的小事情，都可能在你面前引爆。我有沒有提過我火爆的丈夫是個酒鬼？還沒有？這一定要提，這始終是一個有趣的裝飾品。

我一定要跳出來，但我不知道怎麼辦到。

對了。再度治療——以及朋友們的充裕支持——在接下來的十多年，我設法補強我的自尊，直到我終於從那個婚姻中抽身，獨自生活。「嬰兒我」（Baby Me）已經好好教導我：獨自一人勝過於受到傷害。當我從那個像火車出軌的婚姻走出來時，我很驚駭，但也相當高興，我發現自己相對上還是完好。我設法讓我的生活、人際關係及事業重回軌道，但我還是有「問題」。我對每件事情感到焦慮，想像一些危難及恐怖的事情，這是其他人根本不會空想的。我像一艘失常的飛行船，盤旋在我孩子們的上空。長期焦慮是我尚未治癒的RAD的一個截面，另一些症狀包括憂鬱、負面思想及創傷後壓力症候群（PTSD），這接著引起情緒疏離、過度警覺（強迫性地察看周遭環境，尋找可能的風險——不論是眞實或想像的）、焦慮及失眠。

賓果。

接下來是一個極致的考驗，我要照顧兩個小孩，卻缺乏角色楷模（role model）。關於如何當媽媽，我一點頭緒也沒有。在大部分時間，我只能自由發揮，臨機應變，但我必須做到。我的「不依附」策略打敗了我，當我第一次抱著我的新生兒時，我感覺到狂野的、完全的、瘋狂的愛意。我溫暖的感受不可控制地沿著不熟悉的路線傾注而下。那就是愛？那像是我看不到的紅色和綠色！但是那就是了，從我的心裡洶湧出來。

那嚇得我半死不活。

因為他們可能也會離開我。

這許多的「如果有一天」開始在我的腦海裡奔馳：如果有一天他們生病？如果有一天他們受傷？如果有一天他們被綁架？如果有一天？如果？如果？

我沉迷於保護他們，反而沒有跟他們一起分享成長的喜悅。我強迫性地盤旋在他們的上空，保護他們免於受到任何潛在的傷害。我在他們內心塞滿不必要的恐懼。但是失去他們的恐怖是那般具有壓倒性，我至今仍然如此。假如我放鬆我的負面思考，我立即會被焦慮纏身，就像在轉輪上瘋狂地跑得不停。失去他們的想法使我陷於全面的恐慌，所以我試圖逃避這樣的思路，有意地，以任何方式。

焦慮是我頭腦裡恒常的白色噪音。

長期下來，我學會忽略它。但任何隨機的負面思想可能突然突襲我，轉大音量。好像站在恐怖的窗台上，我必須安撫自己：「現在，我們一切良好；現在，我們都是安全的……」

重複這個指令，重複這個指令……直到我能吐一口氣。

對我來說，雖然養育子女是個需要學習的技巧，而我在這方面只拿到C，但我滿意一件事是：我的子女知道我愛他們。我可能以許多方式摸索事情，但如果你仔細觀察我的動機，它永遠是愛。我堅持對我的小孩說「我愛你」，因爲我知道當你母親從不說這句話時，那會是怎樣的感受。

我們現在都是成年人，而且一點一點地，我的子女似乎原諒了我的缺點及神經質。我們都慢慢地痊癒。我仍然會掉進強迫性憂慮的深淵，我極具創意的恐懼經常使得他們捉狂。每當他們離開時，我仍然會心痛，無法放鬆下來，直到他們傳來訊息說他們已平安抵達，但我不會再掉進絕望的水池了。我終於說服我自己，他們將繼續活得好好的，即使我看不到他們。

所以，我學會了放開他們的手，有幾分。

但是，他們的東西我仍放不開手。蠟筆的塗鴉、游泳隊的彩帶獎章、又髒又舊的玩具熊——我仍然留著。即使是現在，在他們離開後，我仍不太想洗他們空的咖啡杯，因為鬆手任何會提醒我他們的東西，就是鬆開了他們。

我仍然留有我兒子的所有嬰兒衣服。

我兒子現在三十一歲。

我留有我女兒曾經給我的每一件禮物上的蝴蝶結。我不能丟棄它們——那會像是丟棄她一樣！

老天，我不是一個囤積狂！我只是「過度依附」！

很諷刺，你這個小猴子。

我不願意拋棄任何會提醒我的子女的東西。不僅如此而已，當我開始跟一位男人約會時，他住在國家的另一端，他會定期地來探視我，後後離開，我的「蒐集」上升到最高峰。他曾寄給我的每一張卡片，每一支乾掉的玫瑰花，當然還有商店的收據、紙巾、紅酒瓶塞、啤酒瓶蓋。

頭髮。

頭髮，人們。

如果我在他的枕頭上找到一根頭髮，我會把它保留在一個小盒子裡。一個快要裝滿的小盒子。

有一次烹煮晚餐時，他濺了一滴番茄醬在廚房的料理台上，我好幾個月都沒有清洗它。有一天，我懷著愛意對我的姐妹展示「喬伊的點」，她說：「你是說這一點？」然後她立刻擦掉。我心碎了！她清除了喬伊！如果不是她，那一點還會保存在那裡，即使喬伊和我現在結婚了。我真正不再需要那一點了，但我還是多少希望它在那裡。以防萬一。

12 哈囉，災難

ELIZABETH ROSNER

我最陰暗的藍色（藍色也有憂鬱的意思）是這樣開始的，十四年前，我在一架朝東飛，從加州到紐約的飛機上，後來發現是趕赴我母親死亡之約。我那時候還不知道，只知道她被迅速推進手術房，如此緊急，我必須放下手邊的一切，就飛過來了。整個行程，我都在祈禱，祈求至少有緩衝時間來跟她道別。在芝加哥似乎沒有終止的等候轉機期間，我試著跟醫院聯絡，希望得到她的狀況的最新消息。我從總機那裡得到的唯一消息是：「她在病房裡沒有接聽電話，我不能告訴你任何其他事情。」我的父親及兄弟姊妹也都沒有接聽。我飛進雲端和大氣層中，看不到地上的景物，淚水滑過我的臉龐。我最後一次看到她是三個星期前，她躺在醫院的病床上接受輸血。她的癌症醫師對我保證，她至少還有三個月可以活——「最壞的情況下，」他說——但是當我親吻我母親的臉頰時，她在我耳邊低語：「我再也看不到妳了。」我不斷告訴自己，她就是會說那種話的人。

當我終於在奧爾巴尼機場登陸時，我的父親及兄弟姊妹都在那裡等我。在這個意識混亂的時刻，我讓自己相信每件事情都還順利，這就是他們都來接機的原因。但是下一秒，當我看到我父親的臉色，我知道她走了。我的腳不聽使喚，我跌坐在機場骯髒的地毯上，就在那裡，我啜泣著。旅客繞行而過，而我完全不在乎他們會想些什麼。哀傷在那時候接管了我，它有很長一段時間將不會放手。

直到這一刻之前，這是我有生以來最美好的一年，我跟紐約的一家大型出版社簽下我第一本小說的合約，連同第二本小說的預先合約。我正要慶祝這個超級的獎賞，爲我多年來的辛勤努力及不屈不撓，我母親的乳癌復發像是一項報復。她這麼快就死了，甚至連她的醫師也感到訝異。

她的葬禮選在一個冰凍朦朧的日子，依據猶太東正教的傳統，我們服喪七日。在聖堂裡，我注意到我的頭髮變成灰色，似乎是在一夜之間。我飛回我在加州的住所，經常不自主地流下眼淚，最後招致眼睛發炎。我坐著穿上一件紙袍，這是我一年一次的身體檢查，我的醫師問我，是否考慮服用百憂解（Prozac）。「我母親死了，」我哭泣，「我很哀傷，我不是應該哀傷嗎？」他的詢問使我生氣和失望，她暗示限定數量的哀傷才是「適宜的」；即使是追悼自己唯一的母親。雖然我來自長期的憂鬱症家族——我母親也是其中之一——但總覺得縮短我的哀傷（特別是利用藥物）是很奇怪而不正當的。我特別不贊同使用藥物來處理我母親的心理狀態。她最後被診斷爲雙相情緒障礙症（bipolar disorder），但是多年以來，不管有沒有服藥，她的情緒擺盪都一樣不受控制。

在她死後的一年內，我的第一本小說出版了，舉辦好幾天的盛大發表會。一個星期後，就在我正要展開新書的城市巡迴宣傳的第一天，恐怖份子劫持兩架噴射客機，撞進世界貿易中心。更多東西倒下來，紛紛倒下來。經過幾個月的延遲反應後，我才了解我已迫使自己先放下內心的哀痛，以便聽命於更大、更大規模的九一一悲劇。我父母是二戰期間猶太人受到大屠殺的倖存者，身爲他們的兒女，這種對大浩劫的順從是我的第二天性。

十八個月後，我設法重新展開發表小說的樂觀旅程。我的第一本小說是以平裝書推出，設計新的封面，授予它新的生命。在這同時，時間也撫平了我對母親過世的一些哀傷。而且我談戀愛了。

從這裡起，故事開始聽起來是快樂的，對嗎？我遇到夢想中的男人——英俊、聰穎、有才華、熱情、有趣。我經常會想，如果我母親能夠見到他，她一定會欣喜若狂！她會這麼說：「你們兩人會生下許多美麗的小寶貝！」而且「他使我想起我年輕時談戀愛的某個人！」

但是我們沒有孩子。

這個「我生命中完美奇妙的愛人」實際上是這樣的男人，他在第一天就告訴我，他一輩子對於男女關係的態度是，「我欺騙，然後我離開。」他大聲地說出這些嚇人的話。我聽到了這些話，這很可能是唯一一次他說實話。有一部分的我打算切斷關係，選擇離開。如果女性能夠關切生活中的另一些東西，她一定會這樣做。不幸地，我不是那種女人。

我是這樣的女人，相信自己的心無限地廣闊，也擁有無窮的力量。我是値得被揀選的女人，使得他永遠不會離開我。我最終將對他證明，他不需要欺騙我及離開我，他不再需要看向別處，尋找別的東西。我擁有足夠的東西供應我們兩人：一個美麗的家、充裕的銀行存款、四處旅遊的生涯！我將跟他第一次飛往歐洲，我會介紹我的法國編輯給他認識，而且邀請他在巴黎旅館裡共飲香檳。我將在法國高鐵上與他對坐，前往波爾多（葡萄酒的著名產地），愛慕及慷慨地支援，規劃我們之後神話般共享的快樂生活。

我的小說得了獎。我們暢飲葡萄酒、歡笑、做愛，舉止就像是超級巨星。我們各自一同寫下這次的遊記，然後在返抵家門後，我們舉辦一場派對，邀請我們的所有朋友。我們稱之爲「法國的騷動」，滿屋子的客人，每人帶來一道自己最喜歡的法國點心，我們以自己的故事款待他們，最後以綁絲巾競賽來評審所有點心。我們成了我們舞蹈社團的國王及皇后：美麗、成功、光芒四射、慷慨大方。我們掌控一切。

那也就是說，我們掌控，但不是在一種十分公平的制度下。在我心靈一個幾乎祕密但不完全祕密的深處，住著一個揮之不去的意識，我正生活在「一個最好的時光，也是最壞的時光」。過去他精通於對他的前任妻子、女朋友及愛人們隱密的不忠實，也將會（當然地）發生在我身上——我只是還無法清楚地指名而已。

絕望地忽略我內心的惶恐不安，我完成而且出版了第二本小說。我們前往更多地方旅行：義大利、肯亞、紐約市、芝加哥及洛杉磯。我支付所有費用，而且在更多方面是金錢無法衡量的。到處都有一些跡象，你知道的。我最要好的女性朋友告訴我，當他擁抱她的時候，似乎有點時間太長；有人暗示我，他被看到跟某個金髮美女在餐館裡，而且總是不斷地跳舞，喔，是的，跳舞。不像話的調情，公然地賣弄性感，誇張的扭動，無恥的挑逗。這些是在我面前發生的事情。誰知道在我不在場的房間中，還會發生什麼？他當然知道，但是他從來不承認。你可以說，他單純是在演練他講過的道理。說謊和欺騙。只是這一次，他沒有離開。

我們爭執過，關於尺度、規定、協議及妥協。那是另一種形式的折磨：每一天、每一小時、每一分鐘。我把他趕出家門一陣子，然而他解釋，他之所以沒有分擔家庭費用，是因為他經由「一夫一妻制違反他的意志」而促進我們的生活。我對他說：「你是說我支付金錢，以約束你不去外面玩女人？」我把他踢出去，正當而憤怒，但是悲劇地，我繼續跟他會面。我能把任何這種愚蠢行為怪罪於是我持續地哀悼我母親的死亡？很難說，更可能是我緊抱這樣的印象：她自己跟愛情悲劇性不相配的舞蹈。我維持宿命論的信念，這個男人和我是命中注定要在一起，沒有他的生命絕不會優於有他的生命。大約一年後，他搬回我的住宅，然後我得了癌症。

我在四十九歲生日的早晨得知這項診斷。乳癌已奪走我母親和我兩位好朋友的性命，這個事實沒有就此離開我，然而無論如何我接受這項診斷，意外地處之泰然。只是稍後，我了解這種相對平靜的心態是持久警覺的一種變奏曲——這是我很早就從父母之處學來的——也就是可怕的事情總是會發生，而且總是即將發生。快樂時刻的存在僅是為了引誘你放下你的防備。你眞正必須做的是隨時保持高度的警覺性，趁早準備應付大災難的來臨，它可能就在你下一步的轉角處，或你下一次的呼吸。

這個診斷是「侵入性癌症」，而且需要不只一次，而是兩次的手術。第二次手術是緊接在第一次手術後不到三個星期。很確定的是，我將必須接受化學治療和放射線治療。「哈囉，災難，」帶著像是滿意的聲調，一個聲音在我耳邊響起，「我知道你就在這附近！」

另一方面，在我內心的領域，我正在懸崖的邊緣跳舞。我的神經系統經常處於拉警報的狀況，但考慮到我的家族沉迷於戲劇，這似乎是正常的。回溯過去（恐懼總是準到不行），我很悲傷地確認，由於我日積月累的腎上腺過度負荷，我的免疫系統正在付出代價。如果過去有人說，「癌症是自找的」，我會狠狠地給他一巴掌，但是我現在有一種隱隱作痛的悔恨，那就是爲什麼「上蒼」選擇這種方式來喚醒我的夢遊。

我感到羞愧而寫下這些。我感到羞愧，因爲在這場破壞性的男女關係中，我也是一個共犯。我感到羞愧，但藉由寫下這些文字，以及與大家分享，我盼望能夠清洗我的羞愧。「我不懂如何愛另一個人。現在我知道了。」

還有一件事我一直想說：長久以來，我無法找到方法來原諒自己，因爲我竟然愛上一個不安全、懦弱、不可依賴的男人，他無情地欺騙他所謂的伴侶，在她正接受乳癌治療之時。我不能原諒的不是他（雖然至今很明顯地，我尚未完全原諒他。它仍然是我心靈想要完成清單上的一個項目），我不能原諒的是「我」，這個自找癌症的女人。

眞相？

在聽到我的診斷的那天，我的第一個想法（自發的）是，「從現在開始，他或許將不會再跟她睡覺了」。我很清楚她是誰，你知道的，不管多少次他以媒氣燈年代的老套講法告訴我，我是「正經歷停經而產生妄想」。我是「活在過去之中」，這是前一次他跟「她」睡覺並說謊後，他提出的殘酷說法。他是一個精神有問題的廢物，但那會使我變成怎樣？

最後是什麼使得我「痊癒」，使得我能夠第二次也是最後一次地踢走他？我收到一封他女朋友所寄來的信，這個我僅知道名字的女人，她同樣地病態及扭曲而參加了他病態及扭曲的遊戲。她把整個過程寫下來，然後化名寄出郵件。他欺騙她，她說，他還與另一個女人睡覺。她署名：「你蒙羞的姐妹」。

在那最惡劣的日子裡，我嚥不下，也無法起床。我接受癌症治療期間所經歷的輕度噁心，絕對比不上我現在所感受靈魂發抖的噁心。我無法停止哭泣，無法停止痛恨那些女人（結果發現有好幾個），她們情願搞別人的男朋友，包括她還在家裡的床上之際，因爲她才剛完成一整天的化學治療。我恨他利用我，像垃圾般對待我，而我更恨我自己。我恨我相信我「愛」他。我恨我不能理解爲什麼這些事會發生在我身上。我恨就在第一天，當他告訴我罕見的眞話「我欺騙，然後我離開」時，我不夠聰明、不夠勇敢或不夠強壯對他說：「不，謝謝你。」我原本認爲癌症是可能發生在我身上最糟糕的事情，但結果是還有更惡劣的情況。

我不願意重訪這個故事，就當作它是發生在別人身上；彷彿我已移居很遠的地方，不再有那些感受了；彷彿我能跟你分享我的教訓，然後成長及康復。這在某種程度上都是正確的，我已大步前進而超越它，不僅在時間上，在空間上也是如此。我已經歷非凡的成長，我正在康復之中。

「現在進行式」（Ing），進行中的工作。我正走在一條路上，一個過程。

這個深暗的藍色是如何褪色，最終，雖然不是完全的：它是由一條狗開始，一種拯救，隨著她的進入，她拯救了我。她滑稽可愛的模樣扯動我冰凍的心，帶回我的笑容，我咯咯地笑。許多開朗忠誠的朋友支持我，無論我說些什麼，甚至當我開玩笑地提到或許我會再度收容那個男人。我加入「匿名戒酒會」，參加聚會，而且承諾自己的轉變（還在進行中）。我也探視遠距離的家人，還有各種關懷的對談，關於我應該如何特別地溫柔對待自己，因爲我是一個遠比自己認爲更好的人。我發現我有能力自己旅遊，前往許多我以前只能浪漫想像的地方：海灘、度假、訪問作家、教師的工作。我重拾寫作的工作，最終完成及發表我的第三本小說。

我沒有服用任何抗憂鬱的藥物，我從來不想。反而，我游泳、靜坐冥想，而且溜狗，以防牠一聲不響地開溜。我不再跳舞。我也不再接近任何他仍在從事病態骯髒行徑的地方。我很樂於知道，還有更多女人排隊，打算取代我的位置，她們自己最後也會學到同樣的教訓。畢竟，我不是最笨的一個。

還有一位心胸寬廣、靈魂深刻的男人在我身邊出現，但迄今還沒有太明顯的戀曲，我的心尚未死去，我的身體也尚未死去，我或許能夠再度信任某個人。我能夠感到興奮、喜悅及激情。我能夠觸摸，也能被觸摸。我能夠讓我身體的疤痕被看見，更不用提內在最紊亂的部分。藍色就這樣一點一點地褪色。我發現我可能再跟這個世界談戀愛。我能夠睡醒時感激我還活著，而且沒有痛楚；感激我每一年都健全的「核磁共振造影」（MRI）報告；感激這隻很窩心的黑狗、華麗的橡樹、芬芳的玫瑰，以及天空像要下雨的樣子。我仍不想你讀到這些，但是我無論如何還是寫下來。今天，我的藍色比起以前更爲淡薄及甜美，比起驚嚇更爲美麗。我稱之爲大海泡沫的顏色，它幫助我浮在水面上。

13 鬆綁

HOLLYE DEXTER

一九九四年，某一天晚上我的丈夫特洛伊和我醒過來，發現我們的房子陷入火海。爲了逃離火海，我們從二樓的窗戶跳下，帶著我們襁褓中的兒子——然後看著我們的房子及家庭事業燒成灰燼。當我們離開醫院時，我們無家可歸，兩手空空，也沒有工作。接下來兩年，我們宣告破產，失去我們的汽車及另一間房子，看到朋友一個一個抽身離開。隨著我們生活的外殼被剝離，我開始螺旋狀地陷入深深的憂鬱，而且我發現自己是處於失去婚姻的邊緣。

當我們全家在一〇一公路上開車時，我看到斜坡上有個墓園，俯瞰著太平洋，就要求特洛伊停車。死掉的聖誕樹疏疏落落，失去光澤的裝飾品搖搖欲墜地散布在它們旁邊。在那最小的墓碑上，色彩繽紛的小風車在風中轉動。我需要面對死亡，才能了解生命對我的意義。我走向前，讀著墓碑上的字句。我坐在墓地上，倚靠著墓碑，試著理解生命的意義。特洛伊在車旁等待，雙臂緊緊的交叉在胸前。他勉強的忍受我奇怪的舉動，當我在墓園漫步及沉思之際。我是眞的想要死嗎？或我眞正想要活？有上帝嗎？是否有靈魂曾經跟這個現今在土地裡腐爛的身體連結在一起？或者我們都僅是自然界的一個奇特的意外？如果上帝像個壞脾氣的小孩那般，一腳就踩翻你辛苦建造的積木，那麼建立生活又有什麼意義？

我小心翼翼的踩在墓碑之間，拍照。西斯安靜地坐在車裡，閱讀《神探南茜》，但是泰勒尖銳哀怨的聲音穿透過車窗的空隙，「我可以出去嗎？爹地，我可以出去嗎？」當特洛伊正想以藉口拖延時間時，這個廣闊的草地和色彩繽紛的小風車實在是太具誘惑力，泰勒衝出了車子，穿梭在墓園裡咯咯的笑著。「看啊，我現在是一架飛機！」他跑著，兩臂張開，跳躍在其他小孩的墓地上。當那個快樂、生氣勃勃、紅潤臉頰的四歲男孩奔向我，我幾乎不能呼吸。五個月前，他躺在床上氣息奄奄，火苗肆虐，死神在他上空盤旋，一氧化碳滲入他的血液裡。我的喉嚨緊縮，我的肋骨往內凹。這個時刻我不應該再沉思所有這些狗屎般的死亡。

「走吧。」我說。特洛伊高興地照做了。

特洛伊和我已經拆分到兩個不同的銀河系。沒有他，我迷失了自己。我轉身離開，溜進我自己安靜的空間，獨自悲傷。我又開始吸菸，縱飲大量廉價的紅酒。我拿著紅酒杯及香菸，坐在外面的車棚裡，躲開我的孩子。或許我是這樣想，尼古丁和酒精可以塡補我內心的空洞，但它只是讓它聽起來更空曠。我是破碎了，我甚至找不到意願作畫或創作。我仍然祈禱，僅是爲了以防萬一，但我內心是空虛的。我祈禱不是爲了金錢或東西，而是爲了痊癒，爲了平安，爲了有那麼一刻上帝住進我的生活裡。我什麼都感覺不到，只有冰冷、空洞及寂靜。我記得特洛伊說過的話：

「地獄就是上帝聽不到你的地方。」我開始相信，上帝只是在我搞砸的童年時期，我腦海裡所編造出來的東西，就像是一個假想的朋友。「耶穌愛我，」我對我自己唱著。「誰是耶穌？」你或許會問，「喔，他是我看不見的朋友，他總是對我很好，總是幫助我，他穿著白袍及草鞋，他住在雲端上。」那個時候，這種說法對我有效。但身爲成年人，我想得越多，這種說法似乎就越爲荒唐。但是那時候，就在火燒的那個晚上，有個聲音在我腦袋響起。那個聲音說著：「查看寶寶」，那個聲音吵醒我三次。或許那就是上帝。或者那是我母性的本能。但是那個聲音現在在哪裡，當每件事都四分五裂，而我前所未有地畏懼之時？我跪下來，祈求只要一瞥就好，一個簡單的平靜感覺，一個預兆，或甚至整晚安眠的能力。我的悲痛蔓延著，我拖著一個長長的憂傷陰影在身後。

在我們婚姻的地基裡，每一道裂痕都在擴大，直到一天我們醒來，發現大峽谷進到了我們的客廳。我再也無法接觸他。我們正開著車，特洛伊顯得疏遠，而我孤注一擲地尋找我們曾經連結之處。我戲弄他，希望引起他的反應，直到他終於爆發。他對我吼叫，那令人感到多麼絕望。我聽不到他說什麼。我感到意識不清、麻痺，像是我正脫離我的身體。我提起門把，然後……

「老天爺！」特洛伊急踩煞車而且抓住我。我的上身撞到車子的儀表板，一隻腳已經懸在開啓的車門外。他用力抓住我的手肘，他的眼睛狂野而害怕。我的一束金色長髮掛在他緊握的拳頭上。「你是出了什麼毛病？」他喊叫。

我不知道如何回答。當他一路送我回家時，我像小孩子一樣抽噎地哭著。

深感羞愧，我躺在床上嚎啕大哭，直到聲嘶力盡。我是瓦解了。

這並不是第一次，我試圖把自己丟到馬路上。在另一個地方（亞利桑那州），在另一個時間（一九七三年），當時我九歲大。我母親、我兄弟凱爾以及我才剛逃離沃爾特身邊。沃爾特是她那個瘋狂、毒品成癮、愛好玩槍的男朋友。我母親的計畫是越過州界去找凱爾的父親，金恩，希望能贏得他回來。金恩是過去唯一對我們很好的男人，直到他也離開。我們無家可歸，而學校即將開學。所以我們一直開了十二個鐘頭的車，而我懷著期待、樂觀的心情，因爲當那些年我們與金恩一起生活時，每件事都很好。他不會打我們，他不是毒蟲。他會讀故事書給我聽，他讓我騎在他的肩膀上。假如他和母親現在又和好，我知道每件事將會再度變得美好。我們將有地方居住，我會重新回到學校。在穿過亞利桑那沙漠時，我念著「主的祈禱文」（the Lord's Prayer）至少五十次，同時緊握我袋子裡幸運兔的腳。

當我們抵達那裡，金恩拒絕我們。他說他現在很快樂，他不想回到過去那種生活。我年輕的心再也無法忍受。我的狗，茹斯帝剛剛死掉，我的祖母剛剛死掉，而每個人都告訴我，她們是回到「天上的家」。家庭聽起來是一個好地方。所以我開始走向「大道」，站在路旁，瞭望來來往往的車輛，等待一輛開得足夠快的車子。然後，緊急煞車的聲音及喇叭聲響起，我母親衝過來把我拖進房子裡。

「妳是出了什麼毛病？」

我母親幾乎無力處理她自己的問題，更不用談有自殺傾向的小孩。我記得下一件事情是，我被送去和我的阿姨蘿拉住在一起，而就在這時候我變成踢踏舞大師。我決定我以後不會再讓任何人失望。我將是完美的，就像聖人那般。然而私底下，我睡在我阿姨的裁縫間，我會過度換氣，直到我使得自己暈眩。那是我獲得平靜的簡短片刻——我小規模的死亡。

因爲我把它深埋起來，從未處理那個我九歲大時的發瘋事件，它註定以後會再度上演。她今天在這裡，九歲大的女孩躲在三十一歲大的生命裡，要把我推出車外。

我拖著我自己下床，站在臥房的窗戶前，觀看外面來來往往的車輛。我覺得在我一百一十磅的體格上，像是又增加了一百磅的重量。由於揭露自己的祕密，這個重壓使得我的膝蓋疼痛，我的背在疼痛，我的頭部也疼痛：這個女人讓每個人相信，她曾經擁有的一切正在崩潰中。對於讓特洛伊經歷這些事情，我深感羞愧；而且我這樣不顧死活的舉動，勢必會爲我的小孩帶來不良影響。但這是無法預先設想的，我突然就做了，毫無頭緒。我正失去我可惡的理智，那僅是我再失去的另一樣東西。

在我的腦袋裡，我每天都在自殺的念頭中掙扎。雖然我沒有採取行動，而且對自己發誓，我絕對不會那麼做，但是自殺的念頭縈繞不去。我不知道「侵入性思想」是「創傷後壓力症候群」的一項常見的症狀，我只是認爲我是身心有缺陷的人。我把這個險惡的思想推開，試圖讓自己忙碌於一些有創意的方案、整理庭院，以及烹飪。我嘗試，我的意思是我眞正、眞正嘗試保護我的小孩，以防止他們受到我靈魂的這個黑暗面的影響。但是小孩子是憑直覺的，他們有天生的同理心以感受房子中的能量，不論你是不是像梅麗・史翠普那般擅長僞裝開朗。我的女兒西斯，年齡夠大而獨立了，所以她能豁免於受到我內心的混亂的影響。但是泰勒跟我日夜相處，我一直以來的夥伴——我情緒上的連體雙胞胎。他吸收每一件事情，包括我深藏在內心的憂鬱。在一次平凡不過的時刻，我把一張刺青的貼紙貼在他的手臂上，我是面對面這樣做，然後我拍拍他的手臂，就走開了，但是他尖叫著：「不不不不不！」

我轉身看到他哭泣。泰勒只有當身體疼痛時才會哭泣。

「哪裡錯了？」

「那不是我想要的！」他從不曾對著我尖叫。我嚇壞了。

「咦……爲什麼？那麼你想要什麼？」

「我恨這個，我恨這個！我只要妳離開，讓我一個人！」他滿臉通紅，手臂在空中瘋狂的揮動。他完全地精神錯亂。我的心臟怦怦跳動，口乾舌燥。這不是我平靜、小菩薩般的男孩，不是我的泰勒。發生了什麼事？

我直挺挺地站著，假裝一切都在掌控中，「我知道你是耍孩子脾氣，」我說著，我的聲音顫抖，「但是你不需要對我叫。你可擁有你自己的感覺，而當你平靜下來時再對我說。」我走出去，隨手關上他臥室的門，我的心在我的胸腔裡敲打。然後，我四歲大的孩子，他晚上睡覺還穿著連身褲，在關閉的門後尖叫：「我恨我自己！我恨我的生命！我想要死！」

我的膝蓋軟掉了，我緊緊抓住門柱以支撐自己。我不能呼吸。他太年幼而不懂得這些字的意思。不，這些不是他的單字。我兒子正在尖叫的是幾個月來每一天在我腦海裡的東西。他叫出我壓抑下來的每一件事情，我不再能隱藏正發生在我內心的事情，它也藏在這個「快樂房子」的牆壁中，藏在我婚姻的界限中。我的底細已被發現，毫無希望了。

我在他的門口停頓一下，整理一下自己，然後打開門。他坐在地板上，他滿臉泛紅而流汗，他的眼睛狂亂而混淆。我抱他起來，輕搖著他。

「我們永遠不要對任何人說這樣難聽的話，特別是我們兩人之間。好嗎？」

他點點頭。

「你媽咪和爹地都非常愛你。我們祈禱你來到我們的生命中，你是上帝對我們祈求的應許——我們珍貴的禮物」，我說著：「而實際上，我們都在這個地球上，都存在於這裡，這是個奇蹟。我們的生命是一項禮物。」我緊緊地抱著他，用我的衣袖擦乾他的眼淚，還有我的眼淚，無法再說任何話。隨著他說的每一個字，我學到了辛苦的一課。我是否還要像個僞君子般繼續過我的生活，而且當我內心認爲自己毫無價值時，還要期待我的子女相信他們生命的價值？不，我不能再過這樣的生活。我不能再讓下一代子女像我一樣敗壞地成長。盡力而爲還不夠好，我必須做得比盡力而爲更好。我必須找到療癒自己的方法，因爲只有這樣，我才能療癒我的家人。

面對死亡，喚醒了我尋找自己生命的眞相。我必須完全地解開自己，以發現我是誰，我是怎麼造成的。我過去認爲理所當然的每一件事情，都要像一顆樹般連根拔起，倒轉過來，抖掉樹根的所有土壤，留下我原始、赤裸裸的自己。我必須找到方法從我的內心溯源。

有一天，當我正偷偷地躲在屋外吸菸時，我聽到泰勒的聲音，「媽咪？媽咪，你在哪裡？」

我在窗戶外低下頭，不讓他看到。我喝光剩下的紅酒，踩熄了香菸。然後，我變得厭惡起自己。我的書桌上貼著甘地（Gandhi）的一句話：「快樂就是當你所說、所思及所行都維持一致時。」我偏離和諧一致多遠啊！我是不和諧的。就在這裡，我躲躲藏藏，伏低在窗戶下，以免我的孩子看到我多麼落魄。我知道缺乏正直的話，這樣的生活是不值得過的。我記得我的治療師所說的：「你無法控制你的生命中會發生些什麼，但你可以控制你決定對它採取怎樣的反應。」所以，我擁有選擇權，我可以伴隨我的香菸及紅酒躲在陰影中（那樣一點效果也沒有）；或者我可以站起來，擺脫我的哀傷及悔恨，奪回我的權力。我有一個婚姻，那是我的一切；我有兩個孩子，他們需要堅強、關愛的媽媽來引領他們。我不能再沉溺在我的悲傷裡，浪費任何時間。如果我不清除我的惡習，我的孩子也將會沉緬下去。

所以就在這時候，我開始閱讀一些積極、激勵人心的書籍，以便療癒我的心靈，即使我還是有些存疑。我拿到瑜珈的影片，開始每天練習，即使我的進展有限。我也寫作，一直寫作，即使我認爲沒有人將會想要閱讀它們。我每個星期三跟治療師會談，通常我沒做什麼，只是哭著，但至少我是在那裡哭，不是在家裡。

即使抱持最樂觀的看法，我的信仰是貧血的。我的外在世界中沒有什麼東西使得我信仰，也沒有跡象證明上帝的存在。但是孩子在一個沒有希望的世界中不能滋長茁壯。如果我想要養育我的小孩，擁有美好的生命，我必須找到方法建立起信仰。我挖掘深處的記憶，記起我從童年存活過來的所有事情。在我九歲的生命中，那黯淡的一天，我之所以沒有被汽車撞死，那當然是有理由。因爲這樣，西斯和泰勒才得以出生。也因爲這樣，我才能經歷舉起西斯在空地上旋轉，才能跟特洛伊跌入愛河，泰勒平安地誕生，伴隨我丈夫坐在牙買加的天空下，觀看海面上雷電交加的暴風雨。

我不知道我未來的生命裡可以擁有多少財富。艾米莉・狄金森說過：「希望是個有羽毛的東西，棲息在靈魂裡。」現在，我要依靠自己找到那個有羽毛的東西，而且確定我的小孩會傳承下去。

14 我永遠沒有寄的信

ALEXA ROSALSKY

外表上，我似乎像一個正常十多歲的美國青少年。

我上學，跟朋友閒逛，參加一些運動，還有花很多時間在上網，但在這些看似正常的底下，每一件事情都不對勁。

我不曾嘗試自殺，但是我考慮過。我曾經寫下「贊成和反對」的列表。回顧過去，我很高興我是有理性地處理這件事。除了那個列表，我開始寫下一些簡訊，傳給一些重要的朋友，即使在我打消自殺的念頭後，我還是繼續寫。我正兩面押注，以防有一天我發現自己回到那個地方。那不是一個快樂的地方，而我不認爲任何人會了解，除非我寫下來，加以解釋。

那是在我十五歲時開始，一年又一年，這堆信就跟我的悔恨一起成長，簡訊裡寫著我多麼懊悔，我多麼希望有另一種方法。除了我以外，沒有人看過那些信。有一些信沾有淚跡；有一些是在憤怒時寫下，以致於紙張都寫破了。所有我的恐懼、悔恨及希望都寫在信裡，我永遠不會寄出，那些收件人永遠不會看到。

一天，我才剛寫完一封信，放進信封裡，然後藏起來。我忽然覺得這樣的行徑很奇怪。

這不是寫信的用意，我想。

我正在編寫我內心憂鬱的日記，僞裝成是要寄給朋友的信件，而這樣不太好。我知道那是不對的，但是我不知道怎麼做。我不能夠寄出那些信。

我不喜歡分享事情，甚至是小事情，所以一下子就要透露每一件我埋藏很久的事情，這會令人毛骨悚然。

我從不曾想過。

現在也是如此。

那樣太超過了。

但是什麼都不做，繼續走同一條路，也一樣不好。我花了幾個月的時間才了解這個道理，然而事情開始眞正變得惡劣。

我從來不是一個喜歡製造麻煩的人，我不太會付諸行動，也不做任何被認爲叛逆的事情，但是我有壞脾氣，我容易生氣。爲一些芝麻蒜皮的小事，我會痛罵他人，猛然關門，使得整個房子都似乎動了一下。這種怒氣使我做出一些令我後悔的事情——寫更多的簡訊，藏起來，更多的憤怒，一種惡性循環。

我有想過我或許能夠在任何時間停頓下來，但是我不想這樣做，因爲憤怒感覺起來遠比絕望好多了。但是我知道需要著手一些改變。這些信已堆得太多了。

我想要放棄。

我不想繼續活下去，每件事情都開始出差錯，而且似乎都是我的過失。那很令人恐慌，就像怪物躲在衣櫥裡嚇人，而保持勇氣是很困難的事情。

我不想擺出笑臉，假裝一切都很順利。

我想結束這一切。

所以我出去走走。

我發現自己站在一個斷崖上，直抵崖底有很長的距離，而我覺得平靜，有一陣子沒那麼快樂了。處在那麼高的地方，遠離每一個人，每一個我認識的人。獨自一人在這裡，沒有東西會把我抓回去，沒有東西。我想要做的就是跳下去，放下一切事情，而且會有那麼一刻的絕對自由，終結我的無助、絕望及痛苦。

那麼久以來，我是第一次感到如此平靜。

我沒有跳下去。

我想做，但我沒有。

我不知道原因。

雖然那個時候，這看起來完全合理。

我很高興我沒有跳下去。

而且我決定，當我心情煩亂時所寫下那些「自殺筆記」，它們可能不是最健康的因應之道。我停止寫那些憤怒的東西。我試著不再壓抑內心的那些惡劣感覺。這不有趣，也不容易。我並非一直順利。有時候在英文課做筆記之時，我發現我不再以象徵手法寫作。反而，我開始寫一些關於自己的事情，一些我不喜歡的事情。認識問題的存在，重大的問題，使得局面截然不同。我開始跟人們對話。

但是仍然不容易。現在，再度地，惡劣的日子似乎持續不退，憂鬱的感覺襲捲而至，而且有個微弱的聲音在我腦後說著「跳下去」，但是現在較爲容易忽略它，拆除它的引信。就像冰箱持續發出的低鳴，它最終成爲背景噪音。它一直在那裡，持久而有些惱人，但還不會使人發瘋。我不再那麼急切地聆聽了。

我仍然保有我寫的所有筆記，藏在沒有人找得到的地方。我現在不會再想要摧毀它們；它們提醒我曾經發生的惡劣時光。有時候，我會增加一些內容，但是它們不再是憤怒，而且它們不是針對任何人的談話，而是針對我自己。

現在，不再有一堆的自殺筆記，反而有了一封一封寫給自己的信。它們協助我保持勇氣。它們是我情緒生活的路線圖，提醒我現在在哪裡，我要往何處去。而且到今天，我已經更爲遠離了那個斷崖。

15 一切都幫不上忙，除了愛以外……

C.O. MOED

策劃我的自殺是唯一讓我繼續活下去的事情。

好幾年了。

從第一個晚上，在我四歲或五歲或四歲的時候，突發的情緒像是要把我壓碎及活埋，那時我還不識字，看著電車長長的陰影通過威廉斯堡大橋，一次又一次地想著，如果我死了，如果我死了，如果我死了……眞正生病了——直到那個晚上，三十九歲時，當時一些事情終於斷裂而支離破碎，我站起來，自由了——我計畫好了。

• 注視著一瓶阿斯匹靈，除了香菸和烈酒，這是我父母家裡唯一允許的藥，還有每星期一袋的洋芋片，想著如果我把那些白色小藥丸都呑下，我就可以從我現在所住的安靜瘋狂中解脫出來，不管任何人說什麼。

• 在寒冷的深夜，漫步在一九七〇年代的「東村」街上，因爲我無法忍受再有一刻看到我姊姊的頭碰撞著牆壁。

• 遠離尖叫的親人，通常是我的姊姊或我的母親或我的父親或我的姊姊或我的母親或我的……無處可逃無處可逃無處可逃……除了外出。現在就外出。現在現在現在！在酒吧裡喝最後一杯，然後……

• 喝下我體重那麼多的酒精，然後吃下好幾頓摻有化學成分的烘培食品，嘎扎嘎扎地經過我的喉嚨，盡量地吃。這樣做就對了！直到我的身體受不了，我跑進浴室嘔吐好幾個鐘頭。

• 凝視我公寓廚房的窗戶，在一個快樂的感恩節晚餐，快樂的感恩節，我想著，許下承諾：「好吧，明年我不必在這裡我不必在這裡，不必在這個地獄裡，明年我將會死掉。」突然感到很解放，我起身煮咖啡給每一個人喝。這是我有過最好的感恩節。

• 強迫自己去上班，因爲我想死在我的公寓裡，所以我必須有薪水拿，如此我才能支付房租，因爲如果被趕出去的話，我的自殺計畫就搞砸了，就在我走到第十二街的轉角處時，我突然覺得像是我有了翅膀，而且我飛去上班，那是紐約市最精明能幹的律師事務所。因爲我。有。一個計畫。所以之後我有幾個星期沒去上班。

就是這樣這樣這樣……

回到那時候，我不能告訴你爲什麼我有那麼強烈的慾望想要殺死自己，我所能告訴你的就是我搖搖晃晃地站在高又薄的窗臺上，想著飛翔，那很正常——就像呼吸、喝酒，或是走路。

所以我如何還活著呢，有人可能會問？

金・凱瑞。

在我們很久以前看過的電影中，我看他又唱又跳，微笑及談戀愛。每一次我要搭F電車時，我會期待看到他在月臺上跳舞，抱起我，帶著我遠離我的家庭。

我相信這件事情會發生。每次車門打開時，我就在尋找他。很快地，這樣的尋找成爲我內心的東西，一次又一次地喊著：再活久一點，我答應妳，我會使妳的生命像是金・凱瑞的精神及靈魂。請堅持下去，或許他是在D電車上。

所以每一次我訂下「計畫」，這個內心的東西會開始瘋狂的跳起踢踏舞。爲什麼妳不試一試這個踢踢踏踏，爲什麼妳不試試那個踢踢踏踏，妳有韻律，你有音樂，請堅持下去，在下一曲踢踏舞時，每一個人都會開始跟你跳舞。

在那個高薄的窗臺上跳舞，招喚逃避及解脫，這是令人精疲力竭的爭戰，每天都上演及退場。就這樣過了好幾十年。

但是無論如何，踢踏舞就是不會放棄。如果有什麼東西可以媲美踢踏舞，使我活得久一些，那就是：

- 一位老師，在他另一次憤慨地讀完我關於自殺的偉大戲劇論文後，他說：「你知不知道，自殺是雙重謀殺。妳不僅殺了妳自己，妳也殺了另一個人。」那不僅破壞了我的計畫，它也令我惱怒，因爲它把我說成是一個報仇心切的失敗者，而不是悲劇英雄。此外，我已來不及重寫我的論文。

• 我跟一位眞正的良好治療師之成敗在此一舉的會談。那是夏天，而我厭惡夏天，不僅因爲這個季節是沒有約會對象的週末夜的縮影，夏天也是每個人都會走到戶外過生活的日子。你會看到快樂的家庭和相愛的人們都在街上，都在專賣店，在我閒逛的每一個地方，只是證明我身爲一個人類是多麼重大地欠缺能力。隨著天氣更熱，我就變得更糟糕，而且開始一再地說：「我不想活下去我不想活下去我不想……」最後，我的治療師說：「如果妳繼續談論殺死妳自己，我只好讓你實行。」金・凱瑞開始瘋狂地跳起踢踏舞，因爲只有傑克・尼克森被關在上鎖的病房裡，而他不是我喜歡的類型。至少那時候不是。

• 參加新時代心靈社團，我承諾要從失能的傷痕中重新獲得自由。它使我不必在街上流浪，給我美好的食物、庇護所及一生的朋友。它還保證我賺的每一分錢，從我十五歲起直到我二十八歲離開時，都會被貯存起來。當你手邊沒有現金的時候，你就不會購買昂貴的毒品而成爲毒蟲。

• 黑色及踝的靴子——所以六雙看起來都很像又如何。我有肥胖的小腿，無法套進及膝的黑色長統靴，就像那些漂亮的女孩，當她們有男朋友而過著眞正快樂的生活時，她們都會穿上。所以不管我對自己笨重的腿感到多麼恐怖地不似人類，沒有東西會像黑色及踝的靴子會讓我說「再穿一天」。它們讓我看起來像是我也屬於這個世界。

• 我可愛的同事前往的「再生教會」；我父親、叔叔及朋友們前往的猶太教禮拜堂，接受成人禮；我在網路上發現位於山上的佛教徒靜修會；以及一些蛻變講習會。

•「同輩支援社團」，它們似乎都在寒冷的地下室聚會。
•深夜恐慌電話，打給我在那些寒冷的地下室遇見的陌生人。
•深夜恐慌電話，打給還有耐心陪我聊天的朋友們。
•那些不介意我是多麼無趣或頑固，仍然願意跟我外出約會的任何人。
•幾百萬個文字傾訴在好幾噸的日記中。
•好幾百部令人傷心落淚的電影，使我知道我正在觀看我的生命。所以我怎麼會不知道如何打開哪一扇人生的門？它總是已經有答案，因爲總會有人已經拍成電影。
•紐約時報雜誌中的辯論——關於面對不能治療的疾病時，如何選擇你自己的死亡。一位安寧病房的護士說，她給重症病人的最大問題不是「你想要活或想要死？」而是「你想要死或你想要止痛？」大部分的人僅是想要停止疼痛。

在這幾十年的踢踏舞期間，我聽聞一本書，叫做《最後的跳躍》，當然我沒有讀過，有人讀了，然後告訴我最重要的部分。那是關於那些從舊金山大橋跳下，然後還活著的人們。他們每一個人都說，隨著他們從鋼筋跳進空中，突然之間希望他們沒有踏出只有幾寸距離的最後一步。

他們每一個人都是這樣說。

我開始漸漸領悟到，這僅是時間的問題。不論我認眞或不認眞的策劃，只剩一天或遙遠的未來，我的計畫只要再多那麼一寸或二寸，我就會發現自己飛入無法挽回的空中。因爲你知道，關於自殺計畫就像是你牙齒上的菌斑。你每天如果不把它剔除，你所有的牙齒就會掉光。而在還沒有掉光這期間，每當你開口，蛀牙使你惡臭難聞。

這裡還有另一件關於踢踏舞的事情。就像剔除菌斑，它改變了事情。

每一次我跳踢踏舞，那個聞名的窗臺變得更寬。我開始有更多空間踢踏踢踏地跳回生活中。

每一次我回到現實，都有更多體驗的空間。我不知道我擁有它們，直到有一天一個女人對我說：「每一天晚上，寫下三件你很感激的事情。」

「去你的。」我說，然後找來索引卡片。

我的三件事情：1.紙，2.筆，3.我今天沒有自殺。

每一天，好幾個星期，我都是這樣寫著。

然後有一天，我寫下：「吹在我臉上的風。」

再過幾天，「感覺良好的陽光。」

一個星期後，「咖啡，」隨後還有……

每多寫一行，我就建造了更深、更寬廣的窗臺。除了那強烈的滅亡感外，我開始注意另一些事情。

但是，你知道嗎，不從事自殺不像一些愚笨電影所描繪的：夕陽輝映，人們靜靜地騎在馬背上。它仍然是菌斑和不斷的剔除。即使隨著時間的進行，我的窗臺變得更大，我仍然站在它上面。

我在「六十分鐘」電視節目中看到，一個北韓的傢伙被關在拘留營，他實際上是趴伏在一堆屍體上逃離拘留營。他說，使得他想要嘗試這不可能的任務，是因爲有人對他描述雞肉是多麼地美味。

他一生中所吃的都是稀薄的麥片粥。但是另一個犯人願意跟他分享這麼危險的祕密，而這個故事足夠激發他趴伏在他朋友的屍體上，以便爭取自由及雞肉。

隨著我的窗臺擴大，我開始了解我最初是如何站上去的，就是我開始學習所有那些感覺的文字之時，也就是在「我四歲或五歲或四歲的時候，我還不知道如何拼單字」。我開始認識所有一切的起源。

這是我所認識到的——在街道、在地鐵、在巴士、在餐廳、在渡船及在機場上。這是我在每一個地方所看到的：小孩子童稚的臉上受到驚嚇的表情，看著他們所愛的人用言語斥責他們、掌擊他們，或咬牙切齒地抓著他們的手臂。在我眼前，我看到那個小孩的心第一次破碎了。我看到那顆心實際上被壓碎及摧毀。

隨著我的心在四歲或五歲或四歲時破碎，然後在接下來的三十五年中一次又一次地破碎，每一次的掌擊、每一次的挨揍、每一次的咒罵、每一次憎恨的怒視——裡面、外面、學校、遊戲、工作、街道，不論我是小女孩時默默承受，或是當我成年後反抗回去——它都成爲一台鑽岩機，摧毀了我。這份疼痛如此重大，這種憤怒如此強烈，我認爲如何逃避的唯一方法就是不要活下去。

到了需要著手一些不同計畫的時候，我決定回到那台鑽岩機啓動之前的時候。我決定找回那份愛。

最初，我試著找回男朋友，然後是女朋友，然後是男朋友，然後掉個二十磅，然後拿幾個碩士學位，以及總是有許多紅色的唇膏。但這些事情不是很有效。我仍然站在窗臺上。

直到一個晚上，當我三十九歲時，一些事情發生了。

記得每個晚上在索引卡片上所寫的那些？那時候我沒有注意到，但是我正寫到那份愛。每一個文字都有金．凱瑞在裡面瘋狂地跳踢踏舞，說著：「妳是妳快樂的希望。妳是妳美好生活的機會。」

「妳是。」

有一天，當我正跟徹底的絕望作戰之際，這個踢踏舞決定我想要在家裡放一些花。

瞧，有錢人會在家裡擺一些花。在我出身的家庭，它擺的是不需要澆水的盆栽，或你在廸蘭西街買的一些塑膠花。但是我內心的金．凱瑞想要眞正、發出香味的花，於是我自己過街去買那些花。

那裡我遇到一位以前的同學，我可能跟他曾經只說過兩句話。

在三十秒內，他就告訴我，他如何正在進修佛教；三十五秒時，我當著他的面發笑，因爲那聽起來很愚蠢；而到了四十秒時，我給了他我的電話號碼，因爲如果我的餘生都要繼續站在窗臺上，我想要像他那般的窗臺，因爲他的窗臺聽起來好多了。

我不跟街上的人講話，不跟任何人保持接觸，不曾對人說過「打電話給我！」然而我反覆地打電話給這個傢伙，直到有一晚，我前往並學習如何進修佛法。

當然，後來，我在街上對他大聲尖叫，告訴他那是多麼狗屎，胡扯瞎說，空話……

「踢踢踏踏，踢踏踢踏，」金・凱瑞說，給它九十天的時間。

我聽了他的話，每個晚上兩分鐘。

現在，回顧過去，我能夠說：「喔，我終於通過所謂的我的生命之門。」但是然後呢？只是覺得很奇特。

然後在一個晚上，或許是第一個晚上幾天後的夜晚，一種我不會懷疑的感覺出現了——就像我不曾懷疑我呼吸的空氣，或水嘗起來是什麼味道，或甚至我的腿如何移動——這種感覺對我說：「再一步妳就踩空了，妳將終於得到自由。」——這種感覺飛回到它自己的空中。

隨著它飛回到它自己的空中，從前的痛苦終於解脫了，而沒有按照原來的「計畫」，它變成僅像是我肚子上一道長長的傷疤，因爲我快要死了，當他們緊急割除我的盲腸時所留下的。一個提醒之物。

這不是一些愚笨的夕陽電影。就像我的傷疤，那種感覺總是在附近。當它搗蛋時，就像 是膝蓋在下雨之前會疼痛一樣。

我知道我不想死，我僅是想要停止痛苦。或者我沒有大聲說出我需要什麼，或者我靜坐不動二十分鐘，或者我眞正僅想一拳打在某些人臉上，因爲他們看待我就像我是他們生活中的絆腳石。

許多人問過我，那時候在紐約市下東城成長像是什麼樣子，我的回答一直是：「眞他媽的正常，你這個他媽的智障。」好啦，我沒有提到智障這部分。

但是你所謂「那像是什麼樣子」是什麼意思？那將需要一些東西來進行比較。像那個北韓的小孩，我每天感受的是——恐懼、憤怒、恐慌、無助、暴躁、自憐，回到憤怒，然後再一次恐慌，而這一切底下是一顆破碎的心——這是正常的。你需要被告訴關於雞肉的事情。

經過這些年寫下我所感激的事物，踢踏踢踏地脫離，以及清除所有毀滅的計畫，我第一次遇到我的侄兒。喔！他就這樣誕生了，這完全不是預期中的事情。

當我第一次懷抱他在我手臂時，我突然覺得「大峽谷」在我的心中打開。我之前從未感覺任何像那樣的東西，然後突然間我感受到了。

有一天，他會是三歲或四歲或三歲的時候，我會寫幾句話在一張銀色的小紙片上，然後嵌入有我照片的相框中，順便擠進好幾十億對他的擁抱。

這幾句話寫著：「一切都幫不上忙，除了愛，還有一些不一樣的經歷。」

16 尋找銀杯

BETSY GRAZIANI FASBINDER

我弟弟和我經常爭執這件事情，約翰總是說那是他的，我宣稱它是我的。在我的內心深處，我知道眞相。我只是告訴自己，它是我的，因爲在家裡五個孩子中我排行第四，所以很少有紀念品會輪到我這個小女孩。

不像一般家庭，我們不會慶祝特別的事件，也不會在生日燭光的照明下，爲閃耀的小臉龐拍下照片。特別是不會爲我們這些出生順序排在末端的孩子舉辦。或許這是因爲在我們不順利、不平衡及扭曲的家庭中，維持生活已是那麼艱辛，更不用談試圖爲慶典照片擺出不自然、做作的臉孔。我們也沒有能力爲嬰兒鞋子鍍上一層青銅，或是把小孩參加科學展的作品保存下來。到了我小學畢業之時，我們在全國各地已經搬了十三次家，所以很少有童年的物品存留下來。

我父親的喝酒事件引發每一次的「公司調動」，造成我們另一次搬家，另一個工廠，在另一個城鎭，在另一個州。在五十及六十年代，我想他們就是這樣搞的，在公司的年終聖誕聯歡會，如果你行為不檢，就會受到嚴厲批評。他們不開除你，也不提供你心理輔導。他們僅是支付搬家卡車的費用，把問題推給另一個工廠經理，而你就得拖著你衣冠不整的家人搬遷。

對我這個小女孩來說，那似乎不公平或不對，我弟弟有一個小型的銀杯祝賀他的嬰兒期。在我看來，它是一個很有價值的東西，爲了永久保存而打造；不是由構造紙所製成，那將會萎縮及褪色；也不是棉織品，那將會變黃；但是銀製品將會撐過在它四周打漩的暴風雨。這銀杯差點被丟棄，也差點被放進搬家大拍賣的物品中。但每一次，它都從我們突然長途搬家要丟棄的成堆東西裡被救回來。

它是個小東西，這個銀杯，兩口之量的玻璃杯就可以塡滿它，不論是裝著清水或威士忌或血液。

每一次搬家後，它總是被發現在箱子裡，這個有細把手的銀杯因爲氧化變得有點灰色，也多了碰撞的凹痕，因爲沒有細心地保護它。每一次我們在陌生的新房子解開箱子時，我會抓住機會在共用的房間裡，把銀杯擺在置物架上靠近我的這一頭。有時候需要幾個星期或幾個月，約翰才會發現銀杯是跟我的東西放在一起。不發一語，他會誇躍地從我的架上拿起銀杯，很顯眼地放在他架上的風火輪小汽車和破損的蝙蝠車之間。我只有默默地認同這一點，知道到了下一次搬家，他會忘記，我就可以再度拿回來。我約略記得，那是我父親在堪薩斯的電池工廠工作時——因爲我弟弟剛好出生而中途停留的地點——他公司的老闆或祕書所贈送，以作爲我弟弟滿月的紀念品。約翰眞是有天時地利的好運氣。

經過這些年後，我現在在我弟弟的遺物中尋找，首先是尋找不可抗拒的答案，爲什麼這一切會發生。至於我熟悉的一部分則在執行第二順位的尋找，希望找到那個小型的銀杯，只是這是最後一次了。

在剪斷驗屍官圍起的紅色帶子，以及撕掉貼在他前門的封條後，我們進入雜亂的起居室。在我們技術上被容許之前，我們悄悄地從膠帶下潛入。我們也被告知不能拿取任何東西，只是我不能忍受再等待一天。我必須看看。

在開車到雷諾的一路上，對於當我們進入約翰的房子裡，什麼景物會迎接我和我的丈夫湯姆，我的腦海浮現一部電影。那會是像《驚魂記》裡的場面嗎？「殺人魔曼森」？我無法讓自己承認那會是什麼，但是我知道我會找到一封信，一個明確的答案、說明、諒解。

在悄悄通過雜亂的起居室後，我來到臥房，站在門前，深吸一口氣，鼓起勇氣進入。房裡的燈光是藍色的，不太尋常。我彎下膝蓋或者說是跪坐在他被血跡濕透的床墊旁，床墊上有個人孔形狀的凹陷，床頭板有兩根橫檔破裂了，那是他開槍時身體倒下來壓到的。我巡視恐怖的細節，他的血液即使那麼多的數量，經過四天暴露在空氣中，無法保持原來的紅色。不是我心中想起恐怖電影裡的血腥紅色，反而是一大片腐敗褐棕色的斑紋。我恭敬地對他行禮，我的靈魂已不知飄浮到哪裡去了。

在他死之前我還有跟他談過話。我們還規劃在感恩節及聖誕節做義大利麵食，他要做「豐收牌啤酒」招待大家，那當然是開玩笑，我們開心地大笑。計畫已經敲定，小孩子所要的聖誕禮物是什麼？他能不能帶他的狗來過感恩節？不，那條狗的皮膚傷痕還沒復原，毛髮也還沒有長回來。不管我在心裡重播那最後一次的對話多少次，幾百次或甚至幾千次，我仍然看不出任何徵兆或線索，那個晚上稍後他爲什麼會那樣做。反而我意識到還有很長的未來要走，但這樣的未來是不會發生了。那通電話的結尾就跟我們以前所做的完全一樣，他結束每一通電話，每一次離開，總是會說：「我好愛你」，這是他對我說的最後一句話。

我不加思索地拉起床單，或許這違反了我弟弟的意願，他不希望別人看到他留下的東西。他重視隱私，爲人謙虛。我覺得自己像是個侵入者。但是我必須親眼看到這一切，聞到我弟弟還活著時最後一點點人間的芳香。我必須檢視驗屍官的照片，感受他最後的表情；只要再一塊拼圖，我像是就能拼湊出他是怎樣的人，他如何離開人間。我必須親手碰觸這床單，感受那乾涸的血跡，還有那些硬化成琥珀色汙跡的床墊粗棉線。

對我來說，沒有親眼看到的事情永遠是更糟的。希區考克就了解我這一型的人。在我看來，那些在畫面外發生的事情遠比任何事物更爲恐怖，甚至更甚於「懸疑大師」所精心設計的畫面。我所設想的幾乎總是比實際情形更爲惡劣。

雖然我弟弟臥房的景象沒有比我原先設想的更爲恐怖，但是也沒有差太多。

我從來沒有憂鬱的傾向。我腦袋裡的路線較爲朝向焦慮及恐慌。我想這就是爲什麼我心理的電影經常比起實際情形更爲惡劣，也是爲什麼我需要親眼看到這一切。約翰跟我不一樣，他腦袋路線是朝向憂鬱。他隱藏悲傷。他利用他惡作劇的幽默感、他特別的慷慨，以及他年輕男孩的魅力來隱藏他自己的悲傷。而現在他的隱藏和他的悲傷經證明是致命的。他原本可以求助，他是被愛的。但是他在厚重的窗簾後做了他的選擇。他獨自地做了他的選擇。

銀杯沒有在臥房裡，在我把房間影像刻劃在我的腦海後，我走出臥房，關上了門。

我在客廳廉價的傢俱下面搜索，也在兩部走私的吃角子老虎機後面搜索，這兩部吃角子老虎機是我的兒子們每次來探訪他們舅舅時最喜歡玩的。整個地方看起來就像是搬家車庫大拍賣，充滿了破損的舊貨，每個人從中挑選看起來還好的東西。我走到廚房，四處翻動混雜、磨損的廚房器具，還有一大堆昂貴的製造啤酒的設備，那是他最後迷戀上的嗜好。我翻開那些破損及生銹的整組器材，找到一堆無意義的紙張，沒有寫著任何祕密的訊息或最後的願望。

或抱歉。

或愛的文字。

或眞相。

在我尋找東西的時候，一首七十年代的美國老歌一直縈繞在我的腦海。這是給所有寂寞的人/思念那些逝去的生命/直到你痛飲銀杯之前永不放棄/搭上天空中的高速公路。約翰是不是覺得生命已經離他遠去？

我搜尋文件和箱子，壁櫥及抽屜。我主要是尋求「爲什麼」的答案，一張便箋，或他筆記型電腦中一封尚未寄出的電子信件。但是我同時也在尋找那個銀杯。

我先生正在分類他的帳單及記錄文件，這些單據就像生命中的漂流物，不能活到它們的保存期限。我在這堆東西中，看到他職務怠忽的一些證據，也看到他更多的悲傷，遠多於我過去認爲約翰所背負的。

隨著我找到答案的希望變得暗淡，尋求銀杯成爲我最渴望的目標，狂烈而貪婪。我的先生安靜、文雅而善良，他繼續分類我弟弟的帳單，就好像我們將要接收他所留下而尚未完成的任務。我不能對湯姆坦承我貪婪搜尋的物品，怕會被說那太可笑及情緒化。

我們在這房子的整個時間中，我知道我們是不法入侵者。管轄機關很快就會封鎖房子的大門，我弟弟生命中留下的東西將會成爲這個郡的財產。每想到那個銀杯將會跟另一些雜物一起被拍賣，我就感到小小的心碎，那會是不堪忍受的。

幾個鐘頭過去了，我們仍然沒有找到答案。沒有便箋、沒有尚未寄出的電子郵件、沒有理由、沒有單戀的愛情可能摧毀他的心、沒有會壓死人的負債、也沒有隱蔽的癌症診斷而註定他將會承受極大的痛苦。在這一大堆凌亂中，我們完全找不到這些恐怖的、慈悲的、恐怖的解釋。

最後，我有耐心的先生說：「我想我就做到這裡。妳是不是也打算收手了？」

我的心沉重起來。我的問題沒有解答，我不知道我是否能夠把銀杯留在身後。我閉上眼睛，嚥了一下口水，潤濕乾渴的喉嚨，清理一下頭緒，打算勉強接受。投降了。「好吧，」我說，像是被打敗了。「我想我們在這裡已經盡力了。」我含著淚水再環視一次房間，我的眼睛生澀刺痛。我怎麼還會有任何淚水？

然後，我看到它。

這個小銀杯就立在我母親的辦公桌上，前面有玻璃裝飾的架子上。她把這個辦公桌遺贈給我，但是我無限期地借給約翰，因爲他眞心喜歡它。我還作弄他說，我要他豎起一個牌子：「來自貝茲的慷慨借用」。

這個銀杯已經不再是灰色，它已失去光澤而成爲黑色，布滿許多凹痕及傷疤，那是由於在各地搬遷時跟另一些硬物碰撞所造成，而且漫不經心地對待它。它放置在架子上，跟另一些不重要的東西擺在一起：捏扁的信封、葡萄酒開瓶器、破損的魔術方塊，以及一九九七年雷諾馬術紀念皮帶扣。

這個銀杯僅是小小不顯眼的東西，但它有一點點重要性，同時也包含了一切。它是我留下來以提醒自己的東西，當時我弟弟是伴著我的一個小男孩，而當時我也是一個小女孩。他曾經存在的鐵證（hard evidence）。

我曾經謊稱對這個小銀杯的所有權，但它現在是屬於我的，就像任何有形的物體可以是任何人的。如果我的房子著火，在我知道我的家人和狗都安全後，它會是我優先帶走的兩項物件之一。它是個沒有價值、失去光澤的銀杯，但如果我失去了它，它是極少我會爲之深刻哀悼的實質東西之一。

人們常說，「愛惜你的願望」，但是在我小女孩的願望中，我不曾盼望或想像銀杯會有一天是以這種方式來到我手中。

我母親的辦公桌也回歸於我。雖然就規則上來說，我們是從我弟弟的房子中偷拿的，否則華德郡的行政官員就會依法充公。當人們離開人生舞臺而沒有留下遺囑，就會發生這種情形。他們存在的紀念物將會被沒收，不帶感情地加以看待，封裝成箱賣給舊貨商。舊貨商會挑撿一些較有價值的東西留下，剩餘物品再賣給處理垃圾的人。這個小銀杯和我母親磨損的辦公桌將不會被列在我弟弟置之不顧的雜物之中，我不能讓那樣的情形發生。我無法拯救他，但我可以保存我們恆久的一小部分。

就在我寫這些文字的時候，我深愛的男人正在整修我母親的辦公桌，試圖恢復它先前的光輝。抽屜將不會卡住，前方的活動板子將會穩固。在我發現銀杯的那個架子上，那裡將會是它的家。我將會好好地擦亮它，我將會保護它不再受到摧殘。我將會珍惜它，就像是珍貴的東西應該值得的對待——我希望我弟弟對待他自己的方式。

17 旋轉木馬

MARK MORGAN

突如其來而令人驚嚇的一擊傳遍我的身體，使我醒了過來，就像是走進一場冰冷的陣雨。

它總是這樣開始的。

以它那般頻繁發生來說，我現在應該已經習慣了，但它總是驚嚇我——我的眼睛突然睜開，而這個熟悉的憂鬱感很快地像烈火一般襲來——純粹的恐懼及恐慌。在那個時刻我知道，毫無懷疑，就是知道，我就要死了。

我的醫生告訴過我，我有一些——一點點——恐慌症，聽起來像是你被告訴妳有一點點懷孕。但我認定那是他告訴我消息的方式。我現在就能把這個加入我另一些美好的獎項中，那包括「廣泛性焦慮症」、「強迫症」及「憂鬱症」。

令人愉快的組合。

在一身冷汗中驚醒後，我終於設法讓自己冷靜下來，而且相信我實際上不會死掉，這份焦慮探出頭來提醒我——再一次地——爲什麼我會被嚇得這般落魄。所有的過去和未來，連同這一整天的活動，跑進我的腦海：我沒有做些什麼，我需要做些什麼。我輾轉反側，試圖再度入睡，卻徒勞無功。

但是憂慮持續著

傷害已經造成

轟隆！

在一定程度上，我完全知道我已經憂慮多久，而然後這成了我最大的憂慮：我憂慮太多了。歡迎強迫症（OCD），我知道你就在這裡。那份憂慮是最惡劣的黑洞。這是沒有解答的微積分方程式。無解。

到了這時候，天竺鼠的轉輪在我的腦袋裡已累積了許多動能。這是演練的步驟：這些蓋子打開又關上，打開又關上，大概有六次之多，或許更多。我知道接下來會怎樣，我不想感覺它，我不想處理它。我走進浴室洗把臉，我打開電視，上網。但它還是避免不了。我的胃部發疼，我的喉嚨堵住，它們同時發生，就是那麼準時，硬幣就是翻到這一側，眞他媽的一側。

我似乎無法減輕哀傷及憂鬱。

我懷疑：我是不是沉迷於思考？

我有看過這樣的報導。

如果情況眞的如此，那就相當不幸——十分不幸——因爲我特別喜歡的就是跟自己在一起，每一天的每一刻，每一個夜晚，日復一日。那就是我。什麼（或說得更好些，誰）在夜晚叫醒我，那就是我。而且不論那個時刻在我生活中正發生什麼困擾、憂慮或掛念。

那都是交替發生的。

我的頭腦將會咀嚼它，慢慢燉煮，反覆沉思，攪動一下，像太妃糖般把它分成幾塊。它將被預期會有什麼結果。一百次中有九十九次，它被預測會是最糟的結果——它已設定好程式把自己驚嚇到不行。即使當結果證實，在眞實生活中，相反的情況才是正確的：百分之九十九我所憂慮的情況不曾實際上發生，不曾實現，不曾表明——但是程式從不會從訓練中學習。從不曾。它不曾根據眞實生活的最終結果來調整自己，而像是資料收集、自我學習的電腦演算法就做得到。

而很可笑的是，我很明顯地知道所有這些。

源於缺陷

源於我的運作系統中同樣的病毒。

我現在正在寫這個程式。

馬克知道這點。

我知道這點。

我。

知道。

這點。

這是個事實，真相，無法爭辯的事情。但是我的頭腦就是不會合作。它不會適當地登記資料，或不會接受資料。或許它不想要。不論是哪一種方式，它就是行不通，不運作。就像是旋轉木馬（**merry-go-round**），當我今晚入睡時，我將知道所有這些。

認識我的心智不是我。

認識我的思想不是我。

我的恐懼不是我。

然後，突如其來而令人驚嚇的一擊傳遍我的身體，將會使我醒過來。

再一次，它又開始了。

18 冬眠靈

KAREN LYNCH

當我七歲的時候，我母親教導我如何殺死自己。她說你必須緊握槍把，對著自己的太陽穴，然後不要猶豫地扣下板機。不要怯懦。子彈將會刺進你太陽穴的軟組織，從枕葉穿透出來，而且帶出你大腦的經理套房。或許她沒有說「經理套房」（executive suite），但是她的用語令我想像一位華爾街的金融主管，在他私人辦公室的浴室裡簽一些契約。媽媽說道，如果不遵照這些簡單的指令，就要承受活下來而成爲令人毛骨悚然的畸形人的風險。「令人毛骨悚然，」她特別強調。

媽媽分享另一些實用的見識，這是她一路以來獲得的，諸如我們外出進餐，而我突然噎住而無法呼吸，她確信僅僅使用牛排刀，她能夠施行合格的緊急氣管切開術。雖然媽媽有很長時間住在精神病院，我在這裡或許不必贅言，她沒有接受過正式的醫學訓練，她是一位自學的醫師。我痛恨聽到有人說：「我的一切都要怪罪我父母。」但是她提議施行那樣的手術，或許就是我對牛排刀、餐廳及肉塊有神經質恐懼的來源。

在我童年時期，我們從來沒擁有過槍枝，考慮到媽媽的病歷，那是一件好事；儘管如此，隨著我長大，這幅槍擊自己腦袋的鮮明畫面還是會不時浮現。直到我成爲警察新血之前，我不曾碰觸過槍枝，我也不曾看過嬉皮族群中有任何人對我舉起手槍，但是媽媽的指令是如此詳盡，有時候像是她希望我無論如何拿到一把左輪手槍，自己實際試試看。

媽媽的「冬眠靈」（Thorazine，一種鎮定劑）寄來時放在巨無霸的罐子裡，類似家樂福裝著「布洛芬」（Ibuprofen，一種消炎藥）的罐子大小，足供一般家庭十年的使用量。當她服用藥物的時候，我們的生活平靜，而且基本上可以預料。我搭公車到學校，然後當我返家時，發現她待在我離開時的位置，無害地在床上休息，讀著歷史小說，以及吸著萬寶路的淡菸。在我的生命中，我喜歡她服藥的那段時期，小粒菱形的鎮定劑使得令人擔心的躁症發作（manic episodes）遠離。但就像季節變換那般不可避免，媽媽會停止服用她的冬眠靈，說她討厭藥物的副作用，使得她昏昏沉沉及增加體重。我假裝一切會奇蹟似地沒問題，說服自己她不再需要藥物。

然而，在停用冬眠靈幾個星期內，媽媽的躁症回來了，她兩極化人格的頂端，然後一切都不能預料了。媽媽會把自己反鎖在浴室裡，大聲喊叫她正在割腕。但從來沒有任何眞正的割腕；沒有血液，也找不到刀片。她的尖叫只是一種姿態，意圖操縱我打電話給她的前男友來救她。毫無意外地，我就打電話給他，在媽媽的劇本裡扮演我的角色，傑姆將會抵達舞臺左側——配著柯爾特式手槍，吸著寶馬牌香菸，開著雪佛蘭小卡車的白衣武士。媽媽達成她想要的反應，從不曾打算自發地離開這個星球。就像那些在某一疾病上被檢驗爲陽性卻沒有出現任何症狀的人們，媽媽是自殺帶原者，不是受害者。

當時間終於來臨時，我將會對媽媽的清楚指令置之不顧。絕不碰觸槍枝，也不想要萬一失敗的話，使得自己成爲極度醜陋的人。我將會選擇最明顯而合宜的離開路徑。

或許我未來跟憂鬱的博鬥是從一開始就避免不了的。如果我是一位講笑話的喜劇演員，我會有這樣的開場白：「在我出生之前，我就跟精神病院結下不解之緣」……但這是事實。我陪伴媽媽住在阿格紐州立精神病院，在我出生之前的幾個月中。

到了十五歲時，我已經忍受好幾次媽媽的住院事件，接著是我被離棄或收容在兒童之家。我身體上和心理上被淹沒在預期及應付另一次的「神經崩潰」。隨著媽媽每一次的住院，我生存的價值似乎更爲薄弱。我變得依賴陌生人的仁慈，而從過去的經驗我學到，有些陌生人是絕對不仁慈的。我會成爲什麼樣子？這份焦慮埋伏在我臥室有灰塵的角落裡，顯現各種形態：淫媒、強暴者、奴隸主人。

有一個傍晚，媽媽的心情很平靜，她帶我去看《大法師》，雖然電影裡的家庭，一個單親媽媽和她青少年期的女兒，反映了我們的家庭，相似度甚至達到家族的姓氏，馬克尼爾（McNeil）/麥克尼爾（MacNeil）（一個字母之差），但我沒有預料電影會對她影響那麼深。過沒幾天，媽媽深信我被魔鬼附身了，她掐著我，要對我驅魔，大聲叫撒旦離開我的身體。雖然我設法推開她而逃離，但是我太笨了，沒過多久就重回我們的公寓，想要拿取我的衣服，一勞永逸地離家出走。

而這是接下來發生的事情。

我發現媽媽虛脫地躺在沙發上，吸菸及看著電視，她因爲先前施行的驅魔而筋疲力盡。

我不能夠看到擺在我們前頭的事情，我不能夠看到我離自由有多麼接近。我只知道我不能像這樣子離開她。我是她的一切，而儘管我多麼不想承認，她也是我的一切。隨著我在門前揣摩她的心情，我在這一刻無法看到將會發生的事情，但在七十二個鐘頭後，警察在水族公園逮捕了媽媽，因爲她攻擊一位在草地上野餐的女人。她被送往拿琵州立精神病醫院，而我終於失去了她。我不能夠看到媽媽的男朋友，始終的救援者，傑姆將會提供我安全的避護所而完成學業，或我將會拿到獎學金而就讀柏克萊州立大學。我不能夠看到有一天我的丈夫會愛我，我的職業將會給我歸屬感，而且成家，生下兒子，認養一個女兒。

我只能看到跟媽媽在一起的另一場混亂的惡夢，所以我決定這是一條絕路。這是我離開媽媽的雲霄飛車的地方。

那是一九七四年，六月二日，我反鎖在浴室裡，從藥櫃拿出那巨無霸的冬眠靈藥罐。我倒出一巴掌橘色圓形的藥丸在我手中。每一粒上面印有「Skf T79」的黑字。我不加思考，這是我生命的盡頭。我正在思考，我是跟妳一起做，媽媽。我檢視字體，不知道Skf的意思，也不眞正關心。我喜歡這些藥丸，它們帶來和平，我對此知之甚深。當媽媽服用這些藥丸時，對她身邊的每一個人來說，生活是可以忍受的。我想著，如果她不肯服用，我服用。沒有更進一步的檢驗，我把藥丸放進嘴中，直接從水龍頭飲水，呑進胃裡。我重複同樣的過程，又服下一把藥。我沒有把整罐吃完，兩把藥應該會達到效果。

我打開浴室的門，在她身旁坐下。

在那個時刻，如果我有能力看到自己離開她，我可能會承認，我希望死掉的並不是我，而是我的母親。但是在十五歲的年齡，那樣的想法太過羞愧，使得我不願意承認。「榮耀你的母親和父親」，雖然不涉及宗教，我知道希望你的父母死掉是一種罪。我坐在我的受害人身旁，代替她死掉。或試圖死掉。

幾分鐘之後，惶恐開始接手。就在幾個鐘頭之前，我才爲了我的生命而跟我母親打架，而現在我正在殺死自己？我不想要死！

「媽媽，我剛剛吃下一大堆妳的冬眠靈。」現在我把我的生命交在她的手裡，讓她爲我做個決定。或許我是想要一些證明，她先前並不是眞正想要我死掉，或許她那時候不知道我是誰，或不知道她正在做什麼。

「老天，妳爲什麼這樣做？」媽媽立即冷靜下來，好像最近這幾天的躁症行爲不曾發生過。她拿起電話叫救護車，然後跑到廚房，拿了一瓶法國芥末醬，加入熱水在玻璃杯中攪拌。

「拿去，喝掉。」她命令我。我喝了。它的味道很可怕，但沒有惡劣到預計讓我吐出來的效果。

幾分鐘不到，兩位警察抵達門口。

「發生什麼問題嗎？」年輕的那位警察發問。

「我吞下一大把我媽媽的冬眠靈。」警察互看一眼，沒有顯露驚訝的表情。或許我是他們那一天遇到第一百個自殺的青少年。

「我們只需要救護車，不是警察，」我說著。

「妳看來只需要坐上一輛車，妳不需要救護車。」警察回答。

「我們沒有汽車，而且我們不會開車。」我說著。

「妳們可以搭計程車。」他說。他的確爲我們叫了一部計程車。我同意他的做法，我們不需要救護車。

當計程車在急診室前放下我們，值班護士問我服下了多少藥丸，經過了多久時間。我算是及早報告自己的情況，所以不需要洗胃。反而，醫生給我嘔吐糖漿（Ipecac）。我整罐喝下去，然後在搭計程車回家的一路上，我嘔吐在紙袋裡。

需要兩天的時間才能讓冬眠靈的藥性離開我的身體。第一天，我全身癱瘓，無法離開我的床鋪，我現在完全了解媽媽所抱怨的「昏睡」副作用。當我全身無力倒在床上之際，我能夠聽到媽媽在另一個房間重返她的躁狂狀態，對著魔鬼尖叫，告訴我我最好前去援助她，否則她將會割腕。我是打算救助她，但是我無法動彈一下。

那晚我活了下來，我媽媽也活了下來。兩天後的下午我放學回到家中，媽媽離開了，她在水族公園被逮捕。傑姆又一次來拯救我，擔任我的監護人，把我從捕食脆弱女孩的怪獸手中救回來。

大致上，我認為一旦離開媽媽，我就會一切順利。我把過著美好生活視為我的個人挑戰；儘管我混亂的童年，我將會快樂起來。我相信我已經克服我的過去，雖然我有一些普通的神經官能症（neuroses），經過幾年的治療後，我認為我會跟其他人一樣快樂。

我已經擔任警察超過十年，而且無數次處於緊急的情況下，我經常需要做出立即的抉擇：開槍、不開槍、使用警棍、不必用辣椒噴霧器。我從來沒有嚇呆或抓狂。我總是做出良好的決定。然後在我三十七歲那年的冬天，在沒有任何預警下，黑暗卻突然攫住我。當時我們正從一次賞雪之旅開車返家。我的丈夫顧力格坐在副駕駛的座位；我們的兩個兒子——五歲和二歲——坐在我們後方的嬰兒椅上，綁著安全帶。我握著方向盤。隨著雪花開始飄下來，落在擋風玻璃上而能見度減退，我恐慌起來，突然銳利察覺到，我正在高速公路上駕駛兩噸重的金屬物體，以每小時八十五公里的速度前進，而車子裡有我的丈夫和兩個兒子。我無法再開下去，而我不知道下一步要怎麼做。在這個高速公路上，我就跟服用冬眠靈後一樣地癱瘓下來。顧力格指示我到路肩停下來，然後接手方向盤。

我的醫生診斷我為「焦慮症」（anxiety disorder），而且開立左洛復（Zoloft）的藥方，那也是治療憂鬱症的藥物之一。她警告我不要跟我的同事提到我正在服藥的事情，因為那可能引起「烙印作用」（stigma，不光榮的標誌）。我一生的目標是過著跟我母親完全不一樣的生活，然而我失敗了。我現在也是一名精神病人。有差別的地方是，我同意服用藥物。

幾個星期後，我的焦慮症狀消失了，而我注意到另一件事情也行蹤不明。雖然直到藥物奏效了，我才察覺到這種情形，那就是多年以來，我內在有一個聲音重複地說著，自殺就一了百了……自殺就一了百了。那像是魔咒一樣，每次我跟我先生發生爭執，或每次我對工作感到不順心時，它就開始播放，但或許它大部分時間都一直存在。為何以前沒有注意到？它像是輕度惱人的背景音樂，但是現在它沒有了，我感到無限地輕鬆。或許自從媽媽第一次對我描述自殺情節後，它就在我腦海中播放。然而，我不曾描述自己有憂鬱傾向。我認為，如果我曾經注意它的話，我將會假定所有人四處走動時都伴隨著聲音告訴他們殺死自己。

這個故事的快樂結局將是我繼續服用左洛復，它治癒了我的焦慮及憂鬱，而我的生活從此一帆風順。那將是快樂的故事，但不是全然眞實的故事。事實上，憂鬱是一輩子的挑戰。唉！讓我們面對它——生命就是終身的挑戰。左洛復至少在十二年中對我發生效用。然後，在五十歲時，我罹患乳癌，接受它三連發的治療：手術、化學治療，以及放射線治療。我的癌症屬於早期，而我像騎兵那般通過一關關的治療，很少抱怨，很高興能活下來，但是當治療的馬戲結束，每天搭車到市區接放射線治療也完成，而來自朋友的卡片及關注也都過去後，我還留在深淵裡，如此黯淡及漆黑，左洛復已經不再有效果。

而事情就是這樣發生。

自從冬眠靈事件以來，這是第一次我認眞考慮自殺。我覺得既然死亡是不可避免的，我倒不如選擇如何結束我的生命，以及什麼時候結束。我變得憂心於知道癌症是否將會復發。我擬定了各種方法以結束我的生命。我機智的（如果顯得無情的話）自殺遺書將會寫著：「我無法忍受懸而不決。」

我反覆沉思的是，我們如何能夠被期待關愛生命、參與生命及著手生命，同時又要接受我們最終死亡的必然性？我覺得上帝（如果存在的話）必然是虐待狂。我無法爬出這個思想循環。我想要再度關愛生命。我知道我應該感激我的生命，但是我做不到，因爲「關愛一個最終將會被拿走的東西」似乎毫無意義。

在這段期間，我的家庭所受到的衝擊似乎微不足道。我無法預知我兒子從大學畢業，而且在紐約市找到他的第一份工作；或我小兒子從高中畢業；或我女兒贏得體操的獎帶。我不能看到將要探訪的美麗地方，以及我將會遇到的人們。我見不到這一打充滿喜悅的事件，因爲我在那些時刻決定退出。

但是這個時候，我認清了「黑狗」（the black dog，憂鬱症的俗稱），知道牠是什麼模樣。不像一九七四年那一天，我沒有對我的思想採取行動。這一次我求助於一位醫生，他爲我開了新的處方藥。經過幾天的服用後，我有奇蹟般的感受，就跟我想像快樂人們必然的感受那樣。我甚至有意地試著重回我的憂鬱狀態，僅是爲了看看我是否還能使自己著迷於死亡及黑暗，但是我再也不能抵達那裡。這個轉轍器已經關掉了，只要我服用這個組合的藥劑，我無法再回到那個地方。

我現在的化學品配方可能在幾年後還要調整。沒有東西會永遠奏效。就像歌星休伊．路易士

（Huey Lewis），我覺得像是我一直唱著〈我要一個新藥〉（Huey Lewis演唱的一首歌名）。但是不像我母親的冬眠靈，現在已有一些藥物能夠發生效果，卻不會使得病人成爲僵屍（遲鈍而沒有活力的人）。我現在接受了，而且深信不疑，憂鬱症純粹是一些化學物質在我們腦袋中游泳所造成，而我們能夠選擇那些化學物質。

19 學習安靜地坐好

CHLOE CALDWELL

在從紐約州首府奧爾班尼飛往俄勒岡州波特蘭的飛機上，我刪除了我的海洛因販子的電話號碼。我不是第一次這麼做——超過十五次以上——而每次我都感到一股奇怪的抵抗力，我知道我會懷念我的海洛因販子，他會非常樂於協助我毀滅我自己。我喜歡那些使我能夠不負責任的人士。根據後見之明，他是我的醫生，而我是一位快樂的病人。

我太過於樂觀、幼稚及自負，竟然會認爲一旦在波特蘭著陸後，我會一切順利。我需要做的就是在幾堂瑜珈課中，藉著流汗把毒素排出體外，就像我過去所做的那樣。然後，我就是一個全新的人，像嬰兒一樣。我很驚訝我可能有天分，因爲我比起別人更能良好控制我的毒品問題。看我怎麼做！我會先上瑜珈課，再施打海洛因。你們任何人都看不出我有什麼不對勁。這是因爲我比你們更爲講求實用，更爲穩定，我比你們更擅長控制毒品問題。我會像什麼事都沒發生過一樣。沒有追蹤記錄，沒有不良後果，什麼都沒有。

因爲我以前不曾眞正發生過問題，我輕快地過著生活，高興做就做，不論是心理上或身體上，毒品使用不曾帶來重大後果。不像其他人，我能夠「涉獵」，然後全身而退。現在，我知道這種說法有語意上的問題，我實際上不應該使用「涉獵」（dabble），它應該是「取代」（replace）。我用「mushrooms」（蘑菇）取代「weed」（大麻），用「acid」（幻覺劑）取代「muchrooms」，用「ecstasy」（迷幻藥）取代「acid」，用「Adderall」取代「ecstasy」，用「Cocaine」（古柯鹼）取代「Adderall」，用「speed」（興奮劑）取代「Cocaine」，用「Oxycontin」取代「speed」，用「morphine」（嗎啡）取代「Oxycontin」，以及用「heroin」（海洛因）取代「morphine」（以上皆爲美國毒品名稱）。當毒品不在手邊時？酒精、食物、性愛。我是貪得無饜者。我耽溺於每一項東西而空無一物，我尋求任何使我不再身爲自己的東西。我了解一些事情，當毒品販子問我：「所以妳要些什麼？」時，但是我已身陷泥沼，從不知道自己究竟想要什麼。

「妳像是威廉・波洛斯（William Burroughs），」一位朋友告訴我，當時我才二十歲出頭，「妳可以吸食所有這些毒品，而不會上癮！」

但是當我在波特蘭步下飛機之時，我的現實感不相稱於我的自我（ego）。傑克——我遠距離交往六個月的男朋友——前來接機。我那天早上吞下一粒Klonopin，然後在飛機上又服用三顆Adderall XR，而我已學到重要的一課：在混用Klonopin和Adderall後，絕對不要在任何地方現身（我喜歡電影《派特的幸福劇本》的這個部分，當主角布萊德利・古柏吸毒時，他說：「Klonopin！：它像是：今天星期幾？」）我穿著Banana Republic的襯衫（穿著這種襯衫總是讓我覺得或許我將會更顯精神，不像是穿著其他衣服，例如，Rue 21）。但是衣服只能做到這樣；傑克稍後告訴我，從我下飛機後，他就知道有點不對勁，他注意到我兩眼發紅，而且似乎在掩飾什麼。當我使用毒品時，我不介意我看起來如何。那僅是毒品吸引人的一部分，而毒品本身才是最令我著迷的。此外，我相信毒品使得我有魅力。在吸食毒品後，我更爲歡樂，更爲風趣，更爲有吸引力。我不再急躁，不再正經八百的。那晚在傑克的公寓裡，我把裝著多種維他命的罐子倒在床上，塞滿橘色、綠色及白色的藥丸。他告訴我，我在做愛之前吃了**Klonopin**，但是我不記得了。

在我抵達的前一個晚上，我在電話上告訴傑克，我來波特蘭是爲了保持清醒。「妳來波特蘭是爲了保持清醒？」他嘲笑著。或許那對他來說沒有意義，但是對我有意義。波特蘭可能有一大群毒蟲，但是我的毒販不在那裡。我相信這一切是爲了我的便利。說眞的，我前往波特蘭是參加六個月的瑜珈老師的訓練，而且因爲我的寫作社團和我的朋友也在那裡。保持清醒僅是個備用計畫，一個遠距離而迷人的主意，那不會有太大的困難度，因爲我的問題比起眞正毒癮者是非經常性的。

給我打擊的是，我跟傑克的關係踢到了鐵板。我在茫然若失的狀態下被打了一巴掌，一個心靈的危機，一個過了四分之一人生的危機，一個自我認同的危機，一種焦慮症，而他想要一個足不出戶的女朋友，將會陪他喝著啤酒，一起觀看美式足球賽及實況烹飪節目。在城裡的第二個晚上，傑克下班回到了家，請求我開瓶紅酒，他去沖澡。我坐在陽臺上喝酒，他隨後加入。他平靜地對我說，他想要邀請我到他的家裡一起過感恩節，但是他感到憂慮，因爲「我知道妳只會帶去一堆的鎭靜劑。」那是出其不意的一擊。就在這個時候，我了解或許我眞的有神經質。我想起高三那年，當我被要求在講臺上發表演說時，我的朋友安娜如何對我說：「克蘿伊（我的名字）眞幸運。她不會緊張。」

是的，我不會緊張，我不會害怕。你們都對橘色的處方藥劑（鎭靜劑）感到不安。我爲你們感到難過。

所以，如果我沒有焦慮，爲什麼隔天我要服用二到五顆的Klonopin？爲什麼我經常大聲敲門購買藥丸？爲什麼有藥劑交到我手中，我就會服用？爲什麼我經常搜索藥櫃？爲什麼我男朋友覺得不適宜帶我去見他的父母？爲什麼我需要到我祖母家服用古柯鹼？爲什麼我參加新娘結婚前的祝賀宴會施打海洛因？爲什麼就像是忘憂石（worry stones，拇指大小的石頭，放在口袋裡，沒事摸一摸，據說有助於紓解壓力），我不時需要有藥丸在我的口袋裡？爲什麼我需要喝到第七杯酒？爲什麼我不想記住一些事情？爲什麼我不肯勇敢地面對我這個該死的生命？

恐懼，焦慮。恐懼，焦慮——無限地重複下去。

每當我服用任何種類的藥丸，我就不記得我喝了多少杯，或吞了多少藥。這總是令我想起Jillian Lauren的回憶錄《那些女孩》裡面的一句話：「現在，我就是這種從不拒絕藥丸的人，而如果你是這種從不拒絕藥丸的人，那麼你必須永遠、永遠拒絕藥丸。」

毒品激勵我，它們使我奔放，我想這是我的人生探險。簡單地說，我認爲自己棒透了。

當我整理行李前往波特蘭的時候，我反覆地聽了兩首Aimee Mann的歌曲：〈救我〉（Save Me）和〈幾無勝算〉（Long Shot）。我喜歡唱「救我」這幾個字，以及〈幾無勝算〉裡的合唱，它不斷懇求：「請愛我。」〈救我〉這首歌的開頭是：「妳看起來是個完美的女孩，只是需要一條綁在上臂的橡膠帶（爲施打毒品之用）。」

在波特蘭，我與毒品失去了任何連結，我開始對自己的情緒失去掌控。我是不是一個毒品成癮者？或暴食者（binge-eater）？或我是不是有邊緣型人格障礙症（borderline personality disorder）？我的焦慮達到頂端，我連吃個早餐也會哭泣。我記得有一次，當跟幾個室友同住一起時，我打開冰箱，看到爲他們的貓施打藥劑的針筒，還有給狗使用的麻醉劑，我站在那裡，真正考慮過使用那些東西。我不情願地關上冰箱的門，這是好幾百次中的一次，我了解我需要求助。另一些時候是：我跟一些無家可歸的人們睡在公園中時；我的胸罩裡藏著一小包海洛因，而警察在我後頭追趕時；以及聽到有人告訴我，我在臉書上的照片看起來很high時。所以我打電話給健康教練，尋求援助。我打電話給「石洞修道院」，一所天主教的修道院及植物園，它提供免費的個人諮詢服務。我也打電話給Cascadia，一間藥物與酒精行爲治療中心。我開始跟治療師會談，接受毒品檢測。有一次，我跟一位朋友去看電影《Smashed》，我一直飲泣，用力喘氣。那是主角吸食毒品（crack）的畫面。我太了解那樣的時刻，我的生命似乎就是由那些時刻所組成。在那些時刻你總是說「要」，從不說「不要」。那個畫面纏住我。

後來證明，瑜珈老師的訓練課程絕不是遲遲進入瑜珈教室，然後吸食海洛因。瑜珈老師訓練課程是一種承諾，一種體能及心靈的挑戰，不只是一種快速的定位，以使你對自己的身體感覺較為良好。後來證明，我們必須實際上運作。在第一個星期中，我努力實行「Parivritta Trikona-sana」（瑜珈裡一種身體擺成三角形的姿勢），我的腿部顫抖，不斷往前傾倒。老師嘗試各種方式以修正我的姿勢，最後她聳聳肩地說，「或許妳需要更強壯一些。」我忍住淚水。她是指體能方面，但是我知道不只是如此。身體與心靈是連結的，而我很慚愧的是，我顯然沒有打好紮實的基礎。

當我一遍又一遍唱著「救我」和「請愛我」這些字詞時，我以為我是講給我的朋友們聽，講給宇宙聽，講給我將會遇上而談戀愛的那個男人聽，或講給波特蘭這個城市聽。但是現在我知道，那些字詞是講給我自己聽。我現在了解，如果我能學會在我自己的身體和心靈內建立一個安全的家，我就能夠住在任何地方。沒有人會關心我是否暴飲暴食，我是否一個人喝醉酒，或我是否暗中地嗑藥。

大致相同的方式，我聽到酒鬼們說過，他們的身體開始排斥酒精，藥物已不再對我起作用了。最後一次我服用「Valium」（鎮靜劑）後，我變成一個惡魔女，而且一睡就是十五個鐘頭。喔，還有一次更糟糕——當我試圖在酒吧裡向一個陌生人買藥時，我著實被擺了一道。我給他二十美元，他給我鋁箔紙包裝的一小包黑色泥土。當我到廁所裡準備吸食時才發現，而他已經離開酒吧了。

我現在有較多時間了，但是我不會跑老遠去買藥。當我不在Google上尋找藥丸時，我就有時間看電視，花好幾個鐘頭跟朋友們喝咖啡、染髮、在家裡睡覺。

對我最有效果的是辯證行爲治療法（Dialectical Behavioral Therapy，簡稱DBT）。我確信好幾千人已經發現這種療法有效，DBT好像是特別爲我設計的，它在我生命中將是持續進行的事情。我很羞愧但是也很釋懷地知道，我濫用藥物的原因是焦慮。我想要的東西很簡單，但也是最難得到的東西：一種幸福感。而我卻想要抄短路。

令人很氣餒的是，在走捷徑不成之後，你現在要走更長的路。上個月，一位叫麥可・史東的瑜珈講師兼哲學家訪問我們的瑜珈訓練營。他問我們，「那會是什麼情況，如果你有一種感覺，而你僅是感受它？」然後，接下來的話使得我感動落淚，也使得我更爲了解自己：「不快樂的原因是個人無法獨自在房間中安靜地坐著。」在麥可的課堂上，他要求我們實施正式的打坐冥想，然後是快速及緩慢的走動冥想。在打坐冥想之際，我們中有些人會開始打盹。「保持清醒！」他大聲喊著：「寬恕自己。當你坐著的時候，你什麼地方都不去，也不計畫任何事情。你就在這裡，坐在你的生命之中。」

你知道世界上會有比安靜地坐在你自己的生命裡更恐怖的事情嗎？我不知道。

日子每天不同，有些日子會比其他日子更美好些。在這些「美好」日子裡，我吃些甘藍菜，從事瑜珈、讀書，藥物不曾掠過我的心頭。在不是那麼美好的日子裡，我注意到我使用咖啡和紅酒，這也算是一種藥物。而在惡劣的日子裡，我從我地下室的公寓裡望向窗外，看著帆布鞋懸掛在電線桿上，想到我站在那裡，等待海洛因。但是接著我會想，我會爲這個幼稚的我購買海洛因嗎？我整天都使用所有我DBT中的訣竅。一整天，我可以做些什麼來安撫自己？我可以使用對立的情緒嗎？轉移注意力？全神貫注？在這個進退不得的時刻，我如何改善自己的處境？除了偶爾的藥物，我已經五個月沒有碰毒品。

康復期是DBT的重頭戲。那是參加NA（Narcotics Anonymous，匿名戒毒協會）聚會，隨時攜帶DBT工作手冊在我的手提包裡：「針對女性及DBT焦慮治療而設計的十二步驟」工作手冊。那是要我告訴我的朋友及家人，我需要支援。那也是學習如何一個人安靜地坐在房間裡。有時候五分鐘，而有時候二十分鐘，每天早上我下床後的第一件事就是：我設定計時器，然後安靜坐下來而雙手合掌。這是我如何安靜地坐在我僅有的生命裡，嘗試關愛我僅有的自己。

20 憂鬱症是有耐心的潛近者

RUTH PENNEBAKER

跟著我回到——很久以前的過去。

那是一九五〇年代中期，我大概六歲。當一位婦女拍打我們家的前門，還對我們尖叫著說要讓她進門時，我母親、妹妹和我正躲在衣櫥裡。屋外，她豆綠色的汽車停在我們的車道上。

這位婦女的姓名是舒爾茨太太（那個時候，大人們似乎沒有名字，只有姓氏）。我母親說她有精神疾病。我母親如何知道呢？是這樣的，舒爾茨太太最近把她的小孩放進她後院的兔籠裡。

我們住在德州的Wichita Falls（地名），靠近奧克拉荷馬州邊界的一個荒涼孤立的小鎮。幾乎整年都吹著風沙，龍捲風也不時肆虐鄰近區域，太陽會灼傷你的臉龐和手臂，還有大型的紅螞蟻會螫人。在這樣的地方，你絕不能把你的小孩放在兔籠裡，甚至你的兔子也不行。

我不記得接下來發生什麼事。舒爾茨太太一定是終於放棄而回家了，我母親、妹妹和我必須小心翼翼地從衣櫥出來，爲了逃脫一位精神病人的干擾而鬆了一口氣。

精神病：在我幼小的心靈裡，它總是被特別做標記，而且跟兔籠有關。

過了二、三年後，舒爾茨太太沒有再來敲我們家的大門。但是在我們小型的衛理公會有一位中年婦女——我曾經跟她一起唱聖歌——拋下了她的丈夫和他們最近認養的女兒，跟她的男朋友私奔。她和她的男朋友甚至一起搶劫本地的一家銀行，他們遭到通緝，而他們的照片被貼在郵局的佈告欄上。我們教會的一些教友經常進出郵局，僅是爲了查郵件和順便買一、二張郵票。

在這同時，我母親的狀況不太順利。她經常說她很疲倦，有大量的時間躺在床上。有時候，當我們姐妹放學回家時，她仍然待在床上，但是她沒有入睡。

一個星期六早上，父親和我們姐妹開車載著母親到醫院。她哭泣地跟我們說再見，只要她好了，她很快就會回家。隨後，父親帶我們去買甜筒。他試著跟我們說話，但是他不眞正喜歡小孩——或許他僅是不喜歡我們。我們都很驚恐，我們心裡都有一個撕裂的破洞，但是我們不談論它。還有什麼可以談呢？

幾年之後，我進入青春期，我看到一張我父親塡寫的醫療保險單。它提到母親在Wichita Falls的住院記錄，但是它也提到另一次的住院，更早之前，在我出生後住院一個星期。我問母親這件事情。

「我所能做的就是抱著你哭泣，」她低聲地說著：「那個時候我非常憂鬱。」

我們終於在家庭中開始使用那個字眼：憂鬱。它給予我們一些架構，但是不太多。它是很隱私的字眼，你必須輕聲地說，而且只對你當前的家庭成員說。

但是憂鬱是什麼意思？對我來說，身為兒童和青少年時，它意味著未鋪好的床鋪、長久的沉默不語，以及黑暗的房間。就像我所有的童年記憶，它位於德州北部和西部的空曠平原上，處於惡劣而懷有敵意的氣候中。我一直好奇，究竟是這一類頑強而不畏怯的人被吸引到這個艱困的地方，抑或這樣的土地造成他們如此。

不論如何，這不是一個會同情任何弱者的世界。至於憂鬱，我們似乎憑直覺都知道，它天生是個弱者。

畢竟，你不能在X光下看到憂鬱，你能嗎？你不能像腫瘤那般經由手術割除憂鬱，你也不能像蕁痲疹那般在身體表面看到憂鬱。你甚至很難描述憂鬱，以讓其他人眞正理解它是什麼。

所以，憂鬱或許甚至不是眞實的。

母親在她的餘生中斷斷續續地憂鬱發作。她與我的關係相當不良，或僅是在她發作的期間，這令我們兩人頗為傷痛。

我所知道的是——以我每一寸的存在——我將絕不會，也永不會像她那樣子。我不會是一位家庭主婦，也不會是一位對她的子女說「她為他們放棄一切」的母親。我將不會住在狂風吹襲的小鎮，這很明顯會使得婦女變得憂鬱，或成為銀行強盜和免籠子誤用者。我告訴自己，我將會盡一切努力不致於像她那樣變得憂鬱。

因此，我蓄意地試圖成為跟她不同的樣子，去她不曾到過的地方旅遊。我跟一位聰明、有野心的男人結婚。我就讀法學院，而且在我的班級以高分畢業。我放棄法律而成為作家。我有兩個小孩，但是我繼續全職的工作。我住在美國東岸，消磨很多時間在歐洲，回到德州的一些大城市。我在所有時間中積極而進取，撰寫書籍，也寫一些報紙專欄及雜誌文章。靜止不動對我來說就像是判死刑。

但是，你知道，我比起我想要相信的更像我的母親。而憂鬱是一個有耐心的潛近者（追蹤者），等待它的時機來臨。

兩次，在我二十多歲的中期到後期，我被嚴重的憂鬱所襲擊。我早上醒來，懷疑那個黑窗簾會再一次掉在我身上。有好幾天，我被痛苦和黑暗所摧殘。有時候，我不知道是否我能夠忍受而活過接下來的五分鐘，因爲每一秒鐘都有它的苦惱。我睡不著，我吃不下，我癱瘓下來而無法做任何事情。

我有一份痛苦的記憶，我走到後面的陽臺，往下看著我們熟睡的狗。我願意付出任何東西跟那條狗交換位置——睡眠，免於情緒折磨和自我憎恨。二十年後，我告訴一位朋友這個故事，我認爲那是我生命最低落的時刻之一。她立即開朗起來，「我了解！」她說：「我一直想要成爲一條狗！」

但那僅是罹患憂鬱症的許多問題之一：那些沒有得過憂鬱症的人們從來不會明瞭。你說：我感到恐怖，我感到無助，我被痛苦摧殘，我無法忍受這些……而他們回應：嘿，等一下！你只是今天過得不順利，就這麼一回事！你明天就會覺得好多了。你不會有問題的。想一些值得感恩的事情。你有這麼美好的生活；你怎麼會抱怨？

然後，你會感到更爲惡劣，對於自己的不佳心情更具罪惡感。因爲你已經這般痛恨自己，你希望一下秒就突然死掉，再也承擔不起更多的自我責備。

所以你求助於精神科醫師——我就是這麼做，無論如何，她傾聽我的許多問題，看著我哭泣，然後開藥方。

這種藥丸——舊式的三環類藥物，在七十年代後期和八十年代初期是他們所能提供的最佳處方——使得我的心智模糊不清，口乾舌躁。我像是透過一層波動、薄膜似的水面看著這世界。我不在乎。逐漸地，藥物使得我遲鈍，阻擋我的痛苦。我不在乎它只是擋住痛苦，而不是治癒我的痛苦，也不在乎痛苦只是被掩蓋，它跑到其他地方。我將會做任何事情，就是不要感受那種痛苦。就是在這個立場上，我理解爲什麼有些人會自殺；那種精神的痛苦是不堪忍受的。

就像我的母親，我也被診斷出乳癌。在四十五歲那年，我接受了兩邊乳房切除的手術，也經歷化學治療及放射線治療。我很勇敢，因爲每個人知道我的病情後總是告訴我，一定要勇敢！他們也帶晚餐來我們家裡，還有禮物及慰問卡片。我是他們的激勵，許多人這樣告訴我。我參加癌症重生團體，參加粉紅色遊行隊伍，定期地提起我罹患乳癌的不幸歲月。我也在報紙專欄中、在寫給青年人的一本小說中，以及在我部落格中談到這件事情。我很驕傲自己身爲乳癌的重生者，而在好幾年中，我被稱爲「乳癌的鬥士」。

就像憂鬱症，乳癌曾經是一種不名譽的疾病，只能私下地低聲談論。現在，它出現在遊行隊伍的橫布條上、出現在橄欖球員的頭盔上，以及出現在運動衫上。乳癌的重生者被稱爲女英雄。

但是我知道，我人生最勇敢的時刻是發生在當我受到憂鬱的摧殘，而我召喚十足的勇氣在早上從床上爬起之時。當然，只有我丈夫和幾位密友知道這件事情。從我母親的憂鬱發作首次改變我們的家庭生活後，那已經幾近五十年了，但是憂鬱症的汙名及羞恥依然流連不去。當妳憂鬱發作時，沒有人會爲妳帶來砂鍋菜肴，也沒有人會稱妳爲女英雄。

在二〇〇〇年，我一位乳癌重生朋友的十幾歲兒子自殺了。我知道傑斯有憂鬱症，因爲他母親跟我談過，徵詢我的意見。她和她先生已竭盡所能地拯救他——治療、藥物、專家的意見，但是沒有奏效。

在追悼會上，我朋友和她先生在大眾面前講述傑斯的死因，還有他們兒子所承受的折磨，他們毫無保留。

坐在教堂裡，目睹傑斯的家人和朋友們對他的哀思，我發覺我一直以來對自己的憂鬱症是多麼地沉默不語。我在《達拉斯晨報》有一個評論專欄，但是不知如何，我在專欄裡經常提到我的乳癌，也因爲我的誠實而受到讚譽——但是我的憂鬱症呢？我一字不提。這是哪一門子的勇氣？

所以，我開始在專欄上撰寫傑斯的自殺和我自己的憂鬱症。我要求我先生讀一遍，我以前很少這樣做。我希望他會要求我不要發表。他沒有，他認爲很好，他認爲我應該發表。

我在這個主題的撰寫上得到比起以前更多的回應。「外面世界有好多跟我們一樣的人」，他們也跟憂鬱症搏鬥。光看我們大部分人的外表，你絕對認不出來。我們裝扮得多好，我們看起來如此正常。我們保持沉默，我們使得憂鬱症的汙名（烙印）永存下去。

自從傑斯的死亡和那個報紙專欄後，我試圖寫一些憂鬱症的事情，而且一有機會就大聲疾呼。我憂心大眾對於憂鬱症的無知及缺乏同情心，而且每當有知名人士自殺，就會產生推波助瀾的作用。我很氣憤，我們都受過教育，而且活在二十一世紀，但我們對於精神疾病仍然抱持陳舊的觀念。因爲憂鬱劑，有那麼多痛苦被沉默地忍受，有那麼多生命已失去或毀滅。我們應該如何處理對於憂鬱症的沉默及羞恥？我們需要把它們鎖起來，鎖在最鄰近的兔籠子裡。

21 空中聯盟

DAVID LACY

在我前妻搬出去後，我幾乎每隔一週的週末就搭飛機回到家鄉，探訪我的家人及朋友們。這原本極爲困難，因爲我很害怕搭飛機。只要一達到巡航高度，我就會訂購兩小瓶紅酒，爲了從南加州到北加州這一個小時的飛行。當然，這紅酒是爲了搭配我登機前服下的Xanax鎮靜劑。Xanax是一種灰色藥丸，藥瓶上貼著警告標語：「不要混合酒精使用」。

有些人害怕坐飛機，他們絕不會自願地挑選靠窗的座位。我反而需要。只要飛機一起飛，我會把太陽穴緊緊地抵住玻璃窗，專心地注視地上往後退縮的景象。我多少相信，如果我保持敏銳地專注於飛行的抖動及跳動，我就可以控制它，從而確保這個龐大的金屬圓筒在空中以每小時超過四百英里的速度持續飛行。我的一位老師曾經指稱這種情形爲「魔術思考」。

我的精神科醫師對它有不同的稱呼：「我廣泛性焦慮症的一種症狀。」因爲他是供應我Xanax處方藥的人，所以我同意他的用辭。

我渴望靠窗座位有一個追加的理由：我想要/需要偵察其他飛機。我掃描天空，強迫性地尋找有金屬小光點橫跨過天際。不曉得什麼緣故，我至今仍對別人解釋我這樣的行為有困難，當看到有其他飛機作伴時，我像是找到了慰藉。它們的出現，再伴隨Xanax和差勁的紅酒，以一種奇特的方式使得我的神經穩定下來。顯然的，萬一有緊急情況發生，那些飛機是無濟於事的，但是看到它們閃現的小光點——載滿人類的飛機在我的下方、上方及周圍航行——使得我感到較為安全。當自己的飛機離得遠遠地安靜飛行時，我會焦急地握緊我的拳頭，我的眼睛狂亂地尋找另一台飛機。在我的頭腦中，我稱呼它們為飛機聯盟，而我直到最近才眞正了解它們的力量。

即使當你知道它就要來臨時，你並不眞正知道。

我說的是「搬出去」，但是如果有更為臨床的方式來描述我妻子的離去，我將會使用那個名詞。我在那個週末前往朋友的住宅過夜之前，我們已訂好「他的東西」和「她的東西」的清單。那個時間是我們雙方同意的，到時候我妻子的父母將會協助他們女兒裝箱搬家，不必面對我這個女婿而感到尷尬，畢竟我當了他們幾近十年女婿。

我直到確認他們都走了（使用簡訊聯絡），我才回來，當我打開這一樣頑固的門鎖（好幾年來，我每天都像是在跟它作戰），我走進了這個剩下一半的公寓。就像外科手術那般精準，我們的家很顯眼地受到切割及騰空：只剩下剛好一半的電子產品，一半的餐具，一半的Pottery Barn傢俱。

如果不思慮的話，「她」是不存在了。

我緩慢地走到客廳的中央，我的頭從這一側擺到另一側，尋找一些東西，但是我不確定是什麼。突然，我感受到沉重的壓迫，好像是我置身於兩個相互排斥的磁鐵之間。我跌坐在地板上，彎著身體，兩手交叉胸前，握緊拳頭。我開始前後搖晃而呼吸急促，以漸快的間隔猛烈吸氣。當麻痺的刺痛感開始在我的臉部、頸部及手臂上延伸時，我知道恐慌發作正迫在眉睫，啜飲空氣變成喘不過氣來，我開始顫抖地飲泣。

醜陋、扭曲、沉重、費力的飲泣，每一次都結束在深沉的呻吟聲及含糊不清的唇語上，像是壞掉的唱片反覆地提出不連結的懇求：「請不要這樣。」我淚涕俱下。

我最清楚記得的是，當時沒有人跟我在一起。我一個人孤單地度過那個夜晚。

我昏昏沉沉地醒過來，毫無移動地躺在地板上同一個地點。我沒有抬頭地伸手拿了我的手機，查看一下時間。晚上十一點四十五分。我已經睡了一整天。現在，我還有剩餘的夜晚要對付。

我費力地使自己站起來，設法尋找Benadryl（抗過敏藥物），我在浴室的藥櫃找到兩粒（我不必麻煩去看她那邊的藥櫃，我已經知道裡面不會有東西），把粉紅色的藥丸丟進嘴裡，把頭伸到水龍頭下喝水，吞嚥下去。

我回到和我早先失去知覺幾乎完全相同的地點，身體捲縮地倒在地板上。

我從來沒有凝視牆壁的底部那麼久，往昔的記憶一直在我的腦海裡重播：這些年來，這個難治癒的焦慮一點一點地敲裂了我們的關係，一片一片地削除我們的信任和安全感，當時的一種強迫性想法。

更多的夜晚就像這樣來來往往。我沒有空把傢俱擺成具有功能的起居型態，我不再把衣服丟進洗衣籃，只是丟到牆角，很快就產生臭味。我不再購買食物，不再進食，也不覺得飢餓。這就像是自我克制的鐘擺已經擺到另一個方向，從以前強迫自己管理我存在的每一個細節，擺到無動於衷地遺棄自己。我的治療師，蔡醫生已經累積我二十年來瘋狂行為的記錄，存放在黃色的檔案夾中——我潛意識地需要控制自己不踰越界限，附帶一些摘記，逐年記載我的焦慮、強迫性思想及男性厭食症。

我在我的手機裡設定好鬧鈴，身體捲縮在地板上，準備就這樣度過另一個疾病發作的夜晚。

我一大早就上班，心不在焉地混過一天，然後回家重複一樣的家事，感覺它們比起實際情形更爲艱困，即使只是一些最起碼該做的事：洗澡和換洗衣服。我的冰箱裡還存有一箱紅酒和一堆使用一半的食物佐料。

不到兩個星期，我實際上已經拚命地爬過這道圍牆，我需要離開這個地獄。

「我喜歡它，我想要它，我將會得到它。」

「它」是指位於加州拉古納海灘的一間獨棟住宅，建於一九六〇年代，離海邊只有幾分鐘的路。大部分房間都鋪著原木地板，客廳的一側還有磚造的壁爐，另一側是落地窗可以看到海景。另一些小型窗戶也可以轉開，以讓海邊的微風在房子裡自由地流通。後面還有一個延伸出去的露台，擺設一些薄荷、紫蘇及百里香的盆栽，後院還有一個車庫，貯存我過去生活的一些片斷。

「它」也是我的前妻和我好幾次討論租下來渡假的地方。那時候我們偶爾會有一些「眞他媽的，就讓我們做一些完全不同的事情，想做就做吧」的談話。這個只短暫吸一口氣就講完的對話，後來卻成爲奄奄一息的婚姻。

那些對話已經無影無蹤了。

我使自己埋首於工作（我在三所學院教書），動用我有限的休閒時間探索這個奇特的海濱小鎭。很快地，我的鄰居（一位同事）一看到屋主貼出「出租」的標示，她就告訴我這個消息。這位同事住在如衣櫥大小的一間套房中，她開始定期地陪伴我閒逛這個小鎭。

「我想要它，我將會得到它。」

這一次，「它」是二〇〇七年的賓士汽車。它也是最便宜的款式，擺在車商二手車的那一邊，但是最重要的是，它跟我手上這部美國國產的家庭式休旅車有極大的不同，我後來用它來交換賓士車。在這部賓士車中，原本保留給嬰兒座椅的空間已被拔除，代之以閃亮的黑色皮革。另一些安全設備則被天窗及單人座椅所取代。

我的鄰居和我再一次探索這個小鎭。這次是晚上開著賓士車在太平洋海岸線的高速公路上疾馳。月光粼粼地照射在海面上，反射著小鎭西邊柔和的燈光。這麼多年來我第一次感到自己充滿活力。

當賓士車緩緩駛進我家門前五呎寬的車道時，我讓她下車，我的鄰居轉身停了一下。

「你會沒問題的，你知道這點，對嗎？」

然後她回到她那像衣櫥大小的套房。

他們從東西南北各個方向前來。

每一次我飛回Sacramento的家鄉，朋友們會開車從各個地方前來相聚。雖然幾次亂流繼續搖晃我的神經，但是隨著每次航行，我發現自己較少凝視窗戶外面。緩慢地，最初幾乎察覺不到，我的焦慮和哀傷似乎逐漸消退，彷彿它們是在另一些陌生的聯盟中運行。仍然，每次我們登陸後，我會大嘆一口氣，撫慰自己。我童年的盟友把車子停在路旁，等著迎接我。

一旦回到家鄉，就像小型帝國的國王和皇后，我們在街道上跳舞，直到清晨三點。

在南加州，幾位同事先前僅是點頭之交，後來進展為親密、私人的朋友。我們一起到溫哥華工作和遊玩。我第一次品嚐海鮮，不只是一、二種，而是從西北部太平洋的青銀色水域捕捉的多樣化海鮮。我的朋友也介紹我喝加拿大威士忌和義大利式咖啡加馬丁尼酒。

這樣的結交朋友、品嚐美味、歡笑、微笑及甚至經常的航行，在我的心靈起了奇妙的作用。我覺得像是我正在接近一些從未見過的基地，就像是飛行員正穿過濃霧而嘗試緩慢地降落著陸。但是我仍然看不到我腳下的陸地。

從我太太離開已幾近一年了，我們之間沒有一點音訊。我很訝異地感激這份巨大的禮物，而我希望她沒有敵意。這是一種療傷的寧靜心境。在這個特別筋疲力竭的學期接近結束之時，一天早上，我坐在辦公室裡，這時候隔壁辦公室的另一位同事走過來，她開始告訴我她接下來的行程是前往荷蘭和比利時。她將需要先花好幾天參加一場會議，然後她就有整整一個星期觀光這兩個國家。

「你應該一起來。」她漫不經心地提議。

那天我不知道爲什麼我也同樣漫不經心地回應，就像是突然興起到歐洲旅遊的念頭是一件再正常不過的事情，大部分人都會這樣做。

「妳什麼時候出發？」我問到。

「下個星期三。」

二十分鐘後，我就訂好了飛往布魯塞爾的班機，不到一個星期就出發了。雖然那將是我最長途的飛行，但是在那幾天甚至直到起飛後，我的焦慮從沒有冒出頭來。它已經被令人陶醉的興奮感所取代，對於即將來臨的探險有一種令人震顫的期待。

阿姆斯特丹和比利時一直是令人驚奇像旋風似的回憶：每個晚上的餐桌上都有葡萄酒、西班牙式的開胃菜（tapas）、巧克力及蘇格蘭威士忌，直到仲夏的太陽到了午夜才落下；伴隨各個國籍的人們在擁擠的俱樂部跳舞，直到清晨四點；太陽上升時仍然醉醺醺地搖晃走在圓石子鋪路的巷子中，尋找早點以預防就要發生的宿醉；騎著腳踏車穿過大街小巷，千鈞一髮地避開輕型機車及步行者；在布魯吉市的嘉年華會中騎乘一些遊樂設施而大聲尖叫——那一類「恐怖屋」在美國可能會被立即下令停業。

然而，在這些探險旅程中，也有幾次心情低落的時候。在比利時博物館中，我曾經凝視一件藝術品，而眼淚禁不住地從眼角流下來。站在布魯吉市古代高聳鐘塔的頂端，我突然爲一些不存在的東西感到心痛。而且有時候，我很慚愧地承認，當我感到脆弱而被情緒淹沒時，我會痛罵那些離我太近的人。但是大部分時候，慣性使得我繼續活動，而我從沒有拖延太久而經歷慣性危險的另一面。

那一面會直接把我送回那荒蕪的公寓，鎖在憂鬱的迷霧和一大堆骯髒的衣物裡。

我仍然摸不著頭緒，這個高空跳傘的主意是如何出現的。一天早上，它開始駐紮在我的心裡，不願意離開，直到我幾乎每天都會想到它。

我原以爲我將無法說服我妹妹一起去跳傘。說實話，我對她提起的時候是以開玩笑的成分居多。做哥哥的總是樂於捉弄妹妹，這是一項科學事實。

「我只是需要趕上十一點的班。」她回答。這樣的漫不經心似乎是新的規則，而我開始喜歡這樣。麗貝卡是咖啡店的店員。「我的顧客會生氣，如果我不在那裡把他們的咖啡點滴掛在鉤上的話。」

「如果他們對你抱怨的話，你就直視他們的眼睛，然後以妳最沒有表情的語氣說明：『你們只是從那道旋轉玻璃門走進來，而我剛才是從他媽的天空掉下來，所以請你們好好排隊。』」

她咯咯地笑著，同意在約定的那天在郡立飛機場跟我見面。

跳傘的前一晚，我跟我一個好友，克雷格，在這個小型飛機場附近的一處空地搭個帳篷。大約太陽落下的時候，我們開車進到鎮上，買了漢堡及配料；回途中，我們把立體音響開到最大聲，疾馳而過北加州郊區空無一車的高速公路。

當我們回到臨時搭建的營地，克雷格點燃手提的燒烤架，我切番茄及洋蔥，他煎培根，同時檢視漢堡煎肉餅的熟度，保持一邊要有一些血色。他回到後車廂拿了半打的啤酒。在知道我不喜歡啤酒後，他又回到車廂，拿了一瓶閃現光芒的冰鎮紅酒。

「這可不是太爛的東西，」他說著，交給我那瓶酒。我痛飲一大口，眞正不錯，我在那個晚上喝光了那瓶酒。第二天早上，氣候非常良好，我的神經直到那一刻之前都令人訝異的很平靜，但是終於開始有點緊張。我妹妹，連同家人及朋友們都已到達了，我們一起登上小型飛機。隨著飛機吵雜地往上爬升，我們的教練為我們綁好、扣好、結好、鍊好及塞好，那麼多的繩索及環節。

就在那個時刻，我特別注意兩個不同的自己：一個不願意改變，仍然頑強地落定在相對上安全的飛機裡；另一個則想要像那些飛機般地自由翱翔，成為飛行聯盟的一分子。

飛機門打開了。

「喔！幹、幹、幹、幹、幹、幹、狗屎、狗屎、狗屎！」我低聲咀咒。我不知道這一連串的咒罵還會持續多久，但是我的髒話使得飛機上的大部分人笑得不停，我的教練安撫地輕拍我的肩膀。身為這次活動的統籌人，所以我第一個跳傘。當我的教練半彎著身體來到我面前時，我覺得我的身體違反我的意志地站起來，我們開始走到機門的邊緣。

在那個片刻，我無法以任何文字描述在心裡流動的綜合感覺。恐怖，刺激，驚奇——所有這些字眼都不足以形容其萬分之一。我站在離地一萬三千英尺的高空上，準備往下跳。

然後我做到了。

空氣強勁地吹著我的臉頰，狂野地拍打，像是試圖撕裂我的臉孔。每一個移動，不論多麼微小，都需要莫大的努力，但是一陣子之後，我掌控了我的身體位置。我開始在空中飛翔，目瞪口呆地看著幾千英尺下方像卡通棋盤般的景象。這種純粹的安靜令我震驚不已。

「真是令人驚異。」我對自己低語。

這種感覺不是你往下掉，反而是飄浮。我的下方擺著每一件事情：每一份恐懼，每一份焦慮，每一位我曾經互動的人。

而在我下方的不是棋盤，它是拼圖。在那個時刻，最後一片拼圖已經握在手上，勝利地，輝煌地放到定位。

我獨自地在空中，而我不再害怕了。

22 夢幻仙境

CHRISTINE KEHL O'HAGAN

一九六一年二月的一個星期一早上，我上學時才知道理查・馬基已經在週末過世了，他是我們六年級班上最聰明的男孩，但他不是死於腸病毒，他的十一個兄弟姊妹都得過那種疾病，他卻是死於盲腸炎。我知道小孩子也會死掉，因爲我在我祖母的櫃櫥中找到一張照片，我母親失去的三個兄弟中有二個在照片上。我只是從沒想過，這會發生在就坐在我旁邊，僅隔一條走道的男孩身上。那個年代還沒有心理輔助員，兒童遊樂區也沒有鋪上橡膠墊。對一九六一年的小孩來說——大人也一樣——幾乎沒有任何減輕哀傷的措施。年輕的法蘭西斯修女在教室中傳閱理查的紅色鉛筆盒、他的筆記本，以及他上星期五的拼字考卷。他拿到九十八分。「理查再也看不到這分數。」法蘭西斯修女啜泣著，淚水滴到她輕薄的頭巾上。

在理查的追悼彌撒中，祭壇上有三位神父，一位是唱拉丁文的男中音。檀香的味道飄送，聞起來像是我祖母在感恩節時灑在火雞上的貝爾牌香料，火雞的翅膀用細綿繩反綁固定。

理查的棺木是白色的，帶著金色的點綴，從走道推進來，經過我身邊。理查躺在裡面，金色頭髮、藍眼睛、臉上有雀斑、雪白的牙齒，穿著條紋運動裝——這是那些不害怕瞻仰遺容的同學告訴我的。

多年後，當我自己的小孩死掉時，我從他的衣櫥中找到藍色西裝，那是我爲他出席一些場合所特別準備的，這令我想起理查的條紋運動裝。

然後，理查死後不久，一個小女孩在哈林區失蹤。她的名字叫葉蒂絲，七歲，跟我妹妹同樣的年齡。這個事件刊登在《每日新聞》和《鏡報》上，我父親每晚回家後就將報紙就丟在桌子的一端。當他看到我拿起報紙時，我父親用他金色閃亮的眼睛瞪著我，「妳那麼快就想占據我的位置？」他問我，但我不知道他的意思。我只是很擔心葉蒂絲的下落。我父親說，我看那麼多書報會傷害我的眼睛。他叫我去街角賣鉛筆，但是我也不知道那是什麼意思。我母親在Woolworths文具百貨店買了一些鉛筆。我父親說與其讀書，我還不如到街上跑跑，跟其他小孩玩遊戲，做一些運動。我搞不清楚「到街上跑跑，跟其他小孩玩遊戲」的重點是什麼，當圖書館只離家不過兩條街，而那裡有很多我想知道的知識。我父親說我跑動不夠，所以我才會那麼胖。大部分人是爲活而吃，他告訴我，但你是爲吃而活。我也不知道那是什麼意思。我母親說，不必管他講什麼，他不是認眞說的——他染上「愛爾蘭感冒」，那只是他說話的方式，那是男人談話的方式。她不知道她還能做些什麼：那是一九六一年。

葉蒂絲失蹤的那個期間，我們公寓大樓來了一位新的雜務工，他對於我的小妹妹特別注意。他會拉扯她的馬尾，拿走她的跳繩，或把她心愛的洋娃娃藏在他的背後。他說話有些口齒不清，他叫我妹妹的發音聽起來像是「Plint小姐」，應該是「Prim小姐」，我母親笑著。「那是來自過去卡通漫畫裡的名字，他沒有惡意，」她說著，但是我不相信她。我妹妹在公寓的走廊和地下室中進進出出，有時候也會爬上頂樓，小孩子們就像是一群蟑螂，我們不被允許上到頂樓，但是無論如何也要去。潘恩（我妹妹的小名）身型瘦小，雜務工塊頭不大，但是矮短有力，手臂上有刺青，就跟大力水手的刺青一般大。我晚上躺在床上，雖然感到冰冷但還是會流汗，無法入睡，我背誦聖母經一百次，手裡持著藍色塑膠製的玫瑰念珠，祈求那位帶走理查．馬基的神明能夠找到葉蒂絲，而且讓雜務工遠離我妹妹。

當葉蒂絲的屍體終於在一個地下室被找到，就跟我們孩子們經常進出一樣的地下室，她的叔叔因爲有重大嫌疑而被逮捕，但是我還是認爲是那個雜務工幹的。

「妳看太多佩里．梅森的電視影集了。」我母親笑起來，揮手叫我離開。

在理查死亡和葉蒂絲被殺害後，潘恩染上腸病毒，她就是躲不過。她脫水，雙腳的皮膚脫落，舌頭變黑。遵照醫生的指示，我母親整晚不睡把煮過的綠豆和胡蘿蔔做進一步的過濾，但是當我妹妹還是無法吞嚥任何東西時，醫生把她送往醫院。娜莉阿姨被找來照顧我們，她需要爬上四層樓的樓梯來陪伴我和我四歲大的弟弟，瑞奇。她坐在沙發上，擠在我們兩個人之間，我們看著我父親把潘恩抱在手臂裡，而我母親用她的外套蓋住妹妹，然後前往醫院。

「妳不會看到妳妹妹活著回來。」娜莉阿姨哭著說，雖然我知道她是一個無知的老女人，她會在A&P超市把鯷魚罐頭偷偷地放進她很深的外套口袋裡，那是用來順手牽羊的外套，我第一次看到時幾乎不能置信。我愛我妹妹，而這附近的每一個人都知道可憐的理查・馬基發生了什麼事。

雖然我終於又看到妹妹活著回來，在她住院的一個星期之後，但事實上，我們再一次在我們共有的房間地板上畫了一條中間的界線，而我弟弟站在那裡看著我們，咬著他嬰兒床的欄杆，傷害已經造成了。我發生了一些很不對勁的事情，我無法讓我妹妹離開我的視線，我看著她睡覺，我跟隨她在公寓大樓裡打轉。如果她泡澡太久，我會敲浴室的門，避免她可能溺水。如果潘恩沒有等我就出門，我會跑下四層樓的樓梯，穿過一些陰暗的廊道，那是雜務工經常埋伏之處。我極為憂慮，擔心當我趕下樓的時候，她沒有跟其他小朋友在一起，而沒有人知道她跑到哪裡。在學校時，我經常找一些理由去她的教室，跟她要一支鉛筆、一支原子筆，或衛生紙，而當我用光這些藉口時，有一次我跟她要「鑰匙」，但其實我們兩個人手上都沒有鑰匙。她的老師背對著黑板，粉筆持在半空中，等待著。「什麼鑰匙？」潘恩很困惑地注視著我。

當法蘭西斯修女對我說「不可以」時，我不能再去上廁所，那個時候「上廁所」意味著悄悄經過我妹妹的教室，僅是為了確認她仍然在她的座位上，於是我的朋友凱瑟琳伸出援手。凱瑟琳的生活情況跟我差不多，只是她沒有強迫症。凱瑟琳的父親是一位主管人員，也是一個酒鬼，他經常需要計程車司機或貨車司機的攙扶，才有辦法跨進他們美麗的殖民式磚造房子的前門。她的母親擁有大學學歷，她的工作是挨家挨戶地銷售Melmac的碗盤，僅是為了掙一些菜錢。凱瑟琳沒有問我原因，她離開教室，跑著假裝要上廁所，僅是爲了走過我妹妹的教室，確認她仍在座位上。

如果沒有凱瑟琳的話，我不知道我會怎樣樣。

當法蘭西修女終於跟我母親會面，詢問我們的家庭生活時，我愛爾蘭裔的母親堅守愛爾蘭保密的傳統——特別是關於「愛爾蘭感冒」——她閉口不提，特別是不會跟神職人員提及。我母親沒有告訴法蘭西斯修女那個恐怖的夜晚，當時我父親喝醉酒，他開車一路駛下大熊山，我母親傾身到汽車的後座，把我和妹妹及弟弟都壓在汽車的地板上，那是還沒有座椅安全帶的年代。我母親也沒有提到那些夜晚，她穿著睡衣披上雨衣外套，一個孤立的女人到每一家愛爾蘭酒吧透過骯髒的玻璃窗探看裡面（尋找喝酒的老公），而這時候我妹妹和我穿著法蘭絨的長睡袍，飄著凌亂而帶有香草味的頭髮，趴在我們公寓門外冰冷的磁磚地板上，我們的耳朵貼在樓梯上，等著聽到在四層樓下面大樓大門打開的聲音，我們的父母終於安全地回家，而在公寓內，我們溫柔、渾然不知的弟弟已睡著了——這是他尚未罹患肌肉萎縮症之前的事情。儘管有私立學校、**Buster Brown**品牌的鞋子，以及魚肝油，但我們的童年充滿了哀傷。

我想只有更爲憐憫、更爲寬恕及更爲仁慈的人才能釋懷我父親那樣的作爲。他來自一個長期有酒精成癮者的家族，他年幼時就成爲孤兒。他發生過腦震盪，頭蓋骨有所破損。他可能也有（或許實際上有）神經損傷。或許他有憂鬱症，但即使憂鬱症也不會使得一位父親把熱烘烘的馬鈴薯從餐桌的這頭丟到另一頭還年幼的女兒身上，也不會使得一位父親瞪視他自己女兒，以致於她只好垂下頭來，而她一輩子在他面前軟弱無力，充滿羞愧。或許他只是刻薄。以這種方式記憶他是多麼悲哀的事，我現在的歲數已經超過他的有生之年。

我的第一次憂鬱症發作不是最糟糕的一次，卻是最令我害怕的一次，主要是因為我才十一歲大，而我隨時都感到悲哀、焦慮及混淆。我搞不清楚發生什麼事，而我聰明、風趣、不默守成規的母親也不知道怎麼一回事，她通常是無所不知及無所畏懼的——除非是跟「發瘋」有關的事情。我母親很害怕「發瘋」。她有恐慌症、持續的焦慮及暈眩發作，但以她愛爾蘭的作風，她置之一笑，認為我們小孩子不會注意到她緊握的雙手，她的指甲尖已經刺傷她的掌心，留下一點點血跡在報紙上，一種歇斯底里的傷痕。

當我母親還是小孩時，她看著她鍾愛的祖母受到阿茲海默症的折磨，她祖母住在租來的洛克威平房裡，不斷在裝有紗窗的門廊上來回走動，對著看不見的魔鬼尖叫。這時候在附近閒逛的小朋友會停下來，跨坐在腳踏車上，在外面譏笑著。

她把她長得像殭屍般伯父的「神經藥丸」都丟到馬桶中，連同她自己父親的「紅藥丸」（苯巴比妥，一種鎮靜劑和安眠藥），以及我父親的威士忌。在晚餐時間接到電話，她經常走到她有酒癮的堂姐住家，幫忙她做晚餐，因為她已經醉到無法獨自做菜了。結果是我們自己的晚餐還冷冷地擺在爐臺上。

在我母親的年代，只有「神經崩潰」，沒有「憂鬱症」，而「鎮靜劑」或「安眠藥」是唯一被供應的藥物。

對於我母親這樣的人，最糟糕的就是有一個「喜歡做白日夢而帶有神經質」的女兒，愛爾蘭人經常這樣說。

我現在了解，經過幾個月錯誤的進行方向後，最終導致第一次恐怖的憂鬱發作，那就像是突然從天而降，而且，喔，如果僅是爲了我的母親，我如何奮鬥以維持「正常」。

當我母親帶我去看小兒科醫生時，他開給我一種藥方，那是一罐濃稠的黃色液體，要價十二美元，這在一九六一年是一大筆錢，它是鎮靜劑。我母親把他從Mishkin藥局的紙袋中拿出來，放在仿大理石的桌上。當我看到那罐藥時，我所能想到的就是它將會減輕我的痛苦，這罐中濃稠的黃色液體能夠簡單地治癒我那些該死的憂鬱。

但是我母親，穿著灰色的外套和綠色的領巾，她的鼻子還不時流著鼻水，她有另一種意見。

「妳可以使用藥物來度過這個艱苦的生活，」她告訴我，「或妳可以完全靠自己度過。現在，妳打算怎麼做？」

我拿起藥罐，就像她當時打算做的（把藥丸倒掉，把苯巴比妥倒進垃圾桶，以及把威士忌倒掉），將藥水倒到廚房的洗碗槽，完全倒光。

在接下來的三十五年裡，憂鬱斷斷續續地侵襲我。

在我的弟弟（我童年最深愛的人）死於肌肉萎縮症後，我最年幼的兒子，傑米，也在七歲時被診斷有肌肉萎縮症，他剩下來的十五年生命就只能靠著輪椅行動，當時肺炎是持續不退的威脅。隨著傑米的身型變得越小，而病況越嚴重，我較大的兒子派崔克則長得更高大而強壯。在十二歲的時候，派崔克就長得比一般成年人高大。當然，派崔克是我的寶貝，而我過度執迷於失去他的恐懼。如果他打玩曲棍球，遲了五分鐘還沒回到家，我會在門前草地跪下，圍裙則在風中飄動。我必須忘卻派崔克和傑米共用的無線對講機，傑米的聲音來自屋內，而派崔克的聲音來自外頭某處。我無法忍受隨著派崔克走得越來越遠，他的聲音聽起來越為微弱。我先生是一個理性的人，他很少在家，而我也為他憂鬱。他的工作需要派遣他到世界上一些危險的地方。

我母親在電話的另一頭，她不僅了解我的焦慮，而且也會用心傾聽。她促使我答應，我將不會「屈服於藥物」，如她所做到的，而所有這些艱苦的歲月中，我母親是我唯一的藥物。

一九九七年，在一次探訪結束之際，她稱之為「僅是過個夜」，當著我驚恐的眼前，我母親突然嚴重的心臟病發作，而且就死在我廚房的地板上，她躺在那裡，看起來多麼微小，遠小於她對我生活的重要意義。她死亡的那個晚上，我先生用毛毯包住我，像小孩子那般，把我緊緊地抱在他膝蓋上。

「傑米，他將會先走，騰出空間給其他人，是嗎？」這是在她死後，我整理她零散的日記時發現的。「我希望是我先走，親愛的小男孩，因為失去你將會摧毀我內心的所有希望。」

她先走了，這是一種安慰。

她在那裡，在我廚房的地板上，在她已經爆裂的心裡，希望還是很奇妙地保持完整，也沒有催毀我心裡的希望。

我母親的死亡改變了傑米和我的一些事情。雖然他幾乎無法移動，但他關心我。「妳吃了嗎？」他會問，開著他的電動輪椅到我身邊。「妳晚上睡得好嗎？」他想知道，當時我坐在沙發上，看著他，哀傷像水泥般把我整個覆蓋著。在我母親過世後，我變成了跟我以前不一樣的母親，我心裡知道。我告訴自己，我要彌補他。他的狀況也不錯，醫生說，他的肺部沒有惡化，他的心臟和肌肉仍然強壯，但是那沒有維持多久。在我母親死後不到一年，傑米染上感冒，引發肺炎。我靠在他醫院的病床旁邊，他努力地進行呼吸，像是他也在幫我呼吸那般。沒有他們，我不想活下去，我母親和我的小孩，我的開端和終了（alpha and omega，希臘字母中的第一個字母及最後一個字母），我的開始和結束。

當傑米死的時候，抬起頭，看到我母親站在門邊。當我抱住他的胸膛時，我感覺到他的靈魂離開了，像羽毛般從我手指的空隙溜過。

六年過去了，我以寫散文、日記，甚至是回憶錄的方式來紓解我的哀傷，但不足以刻畫我對失去子女的感受的表層，也尚未達到我期待的心靈淨化。當哀傷開始扼殺我時，我不再想要死掉，我轉向藥物治療。雖然那不是痊癒之道，藥物讓我把我母親躺在廚房地板上的景象擱在一旁，而另一方面，在傑米生命的最後一秒鐘，他的眼睛對準我的眼睛，就像他們只是先走而已——生命不斷前進。

23 學習愛我的憂鬱

SHERRY AMATENSTEIN

我是一位治療師。當病人表達自殺的意念時，我一成不變地宣揚我的信念：「總是有另一種選擇。」

對於這句話，我從頭到尾都深信不疑。

仍然……

在我內心的深處，在我靈魂的深處，我不排除有朝一日我可能會吞下整瓶的藥丸。我當前沒有這樣的計畫，也不預感它將會發生，但我絕不會說永遠不會，因爲「永遠不會」是太長久的時間。

很多次，病人絕望地哭著說：「妳如何能夠協助我？你不了解憂鬱是怎樣的感受！」

我告訴他們：「我不知道你的憂鬱究竟是什麼感受。但是我確實知道失去所有希望是怎麼一回事。」

回想我八歲的時候，我經常在亮麗的廚房中依偎在我母親的膝蓋上，那是一個座落在紐約布朗克斯區克魯格大道的住宅，鋪著金色的地毯。我機械式地吃著裝在錫罐中的洋芋片。媽媽才剛說完她十三歲時原本已逃離納粹的魔掌，但是幾個星期後她又讓自己被捉回去，因爲她終究會被送到集中營——那麼爲什麼不跟她最好朋友一起度過那些日子？這個月她已經第三次講這個故事。我父親也是這場浩劫的倖存者，但他從來沒有貢獻他的創傷故事。其實那也是不必要的，他淡褐色的眼睛顯現那些記憶依然陰魂不散。

那個晚上，還有許多之前之後的晚上，在床上時，我會躲在我胖胖的玩具獅子狗的毛皮下哭泣，「菲菲，在這麼無情的世界上，我不知道我還想要活多久。假如沒有你的話，我不知道我如何能夠忍受下去。」

整個星期，我分分秒秒等待星期天晚上的到來，這時候媽媽和我會舒服地躺在她的床上。（父親則在地下室，聽著舊式唱片播放蝴蝶夫人和費加洛婚禮。）母親和我手指交叉，一起觀賞桑尼和雪兒主持的歡樂綜藝節目，他們無傷大雅地相互捉弄，天眞無邪的女兒嘉斯蒂緹靠在他們之間。我感到安全、輕鬆、完整，但是黑暗浸染了我心靈的邊緣。

明天是上學日，我就讀第九十六號公立小學，我有朋友了，甚至當上班長，這個職位是每個月輪流擔任的。但是要上學，我就必須走出家門，進入這個大千世界——這是一個會殺人、殘害人及折磨人的世界。這個世界經常令人覺得像得了腎結石一般的疼痛。

當有樂觀的念頭浮上我的喉嚨時，我會咬住那些言辭，嚥回去。我想對外表明，亞當・舒曼將會邀請我參加學校的舞會，但這是一種「Kina Hora」。這是德國猶太人的俚語，它的意思是：當有好事要發生時，就不要對人說，否則會有變故。（意同中文的「天機不可洩漏」，怕會招人嫉妒。）

天啊！我不肯相信亞當將會約我外出，但這樣想法不會使他來到我家門前。然而，「不期待我喜歡的人會喜歡我」，這是面對事業低潮的一種立於不敗之地的態度：當不可避免的事情發生時，你較不會重大失望。

在擔任治療師之前的那些日子，沒有人告訴我，我無時無刻的全然負面心態是一種自證預言（a self-fulfilling prophecy）。

無論如何，我內在的黛比・丹諾（Debbie Downer，美國電視中的一個角色，總是講負面的話，表達消極的觀念）沒有阻擋我成爲一個熱心、友善，樂於助人的教練。我在家裡是開心果（父母已經承受過那樣的浩劫，我還能夠爲他們惹麻煩嗎？），至於在學校中，同學喜歡尋求我的建議；參加學生舞會時，我會保持冷靜，以讓其他同學可以胡鬧。

我甚至幫助我的朋友安娜，協助她悄悄地逃離她極爲嚴格父親的房子——事與願違，她父親發現了，衝出來追著我們的車，他赤腳跑在小石頭的路面，哭叫著：「不要離開！」

看到他們熱烈地擁抱，重聚的歡樂很清楚使得雙方確認他們的關係，這勢必會爲他們帶來幸福。隨著我有多方面經驗，我爲它取名「悲傷的內心」——一個洞穴，深邃而陰暗，而且沒有止境。人們不知道如何才不會彼此傷害，不會讓彼此失望。我認爲，安娜和她父親的負面循環可能在一個星期內將會重新上演。

我所做的事情甚至超過我最絕望的預期，那個時候我嫁給一位精神病態者（psychopath），我稱呼他爲比爾。在兩年之長的訂婚期間，就很明顯地出現問題，像他有一次把我推出車外，至少是在停車狀態，我跌落在草地上。是的，憂鬱的正面思考！我們還是按照約定結婚了，還僱用一位婚禮攝影師。

我父母對他暴力的一面毫無所知，雖然母親（她很精明地偷藏食物，騙過納粹德軍的鼻子，以餵食她生病的朋友）懷疑過我們發生了一點問題。因爲比爾也是猶太人，所以他們沒有說：「雪莉亞，妳才十九歲，妳急什麼？」反而爲我們在猶太教堂舉辦了一場盛大的婚禮。

我就這樣跟他結婚了，因爲比爾一直說他是如何愛我，他需要我協助他成爲一個更好的人。我也需要被關愛，而且有人需要我，雖然我毫無頭緒如何使他成爲更好的人。除此之外，憂鬱使得我如墜入五里霧中，我看不清楚現況。我全然沒有抓住機會，我實際上可以取消這個婚約。

在這三年多的婚姻中，我躺在我打呼的丈夫身旁想著：我的生命就這樣結束了嗎？我是多麼寂寞，我可以去死了。

在有利的一面——是的，基於對正面思考的敬意！——比爾再也沒有把我推出車外，他只是變得更會說謊（例如，抄襲ee cummings的情詩，冒充是他的作品），還有偶爾的口頭威脅

（「我有黑手黨的背景，如果妳離開我，我會把妳的父母殺掉」）。好啦，後面這句是在Co-op城市長大的一位高瘦男孩所吹牛的，他緊張的時候仍會大舌頭，很明顯也是屬於說謊這一類的人。只是我太過於單純，還準備相信最糟糕的事情就只會這樣。

儘管我每天生活的狂飈（sturm und drang），我算是幸運。我的憂鬱很少使我完全失能。當悲傷的內心和有毒的思緒困住我，使我覺得像是掉下井底，我會退回我得救的地方。

我不是一個嚴守律法的猶太人。實際上，我厭惡以宗教名義做一些傷天害理的事情。因此，我祈求的殿堂是工作，即使所說的工作既不是餵食孤兒，也不是在紐約客雜誌社當一名專職作家（我的夢想）。我的薪水是來自編輯一本電視劇劇迷的雜誌，稱爲《電視：日以繼夜》。

當我的婚姻終於破裂時，工作拯救了我。就像我現在告訴我的病人，世界上最困難的行動是離開你熟悉的地獄，進入一個未知的情況。所以我不能放棄比爾，除非他也幾乎準備好要放棄我。

在捱過三天的試驗分居，而比爾就住在隔壁的公寓裡，但是每個晚上都會來一回合「這一切都要歸咎於雪莉（指我）」的行動後，到了新年除夕的早上，我把盥洗的衣物放進塑膠袋裡，帶著我搖晃的膝蓋和悲傷的內心離開，進入我接下來的生活。

成爲一個悲傷、悲傷、離婚的女人，我沒有因此完全崩潰而倒下來，反而把我帶進一個歐普拉式（Oprah，美國電視當紅的女主持人）的頓悟時刻（aha! moment）——或許我繼承到我父母一些求生的性格。

繼之而來的危機，是對我的精神和勇氣的進一步考驗。一場車禍只差一英寸就使得我需要腳踝截肢，但仍然必須進行三次手術。爲了療傷我搬回童年的家裡。接下來的好事是，在汽車碰觸我的腳踝的兩個星期後，我在我父母的床上跟母親度過我三十五歲的生日，父親則被放逐到我妹妹的舊臥房，因爲我不被相信能夠一個人睡。

然後我跟一位男子發生同居關係，我稱他爲比爾二號，我借給他一萬美元去開拓事業。另一方面，我投資六萬美元和我最好的女性友人開創「順勢治療美容品」。雖然我知道這是一項愚蠢的舉動，因爲我最近離開了殘害心靈的雜誌工作，轉爲自由撰稿者。

令我震驚的是，兩項事業同時倒閉失敗。再一次因爲我想要結束一場愛情關係，再一次因爲我太膽小了。比爾二號原本已離開他的公寓，搬進來與我同住。他說：「我知道妳的痛苦，也了解妳不想我在這裡。所以我將會打包離開。」

一如我離婚後省吃儉用的存款離開我一樣，他的離開造成我很大的情緒波動而意氣消沉，使得我認眞思索自殺。但是，就如我告訴我最好的哥兒們，大衛，「我不能自殺，因爲我父母還在這世上。」

所以我就一頭鑽進工作——重新塑造我自己，在ivillage.com擔任朝九晚五的編緝工作，在一家雜誌社兼差，以及每星期兩個晚上教導新聞寫作。我完全沒有時間思考或感受。當悲傷的內心似乎要破壞我的平衡時（我稱之爲水平線），我吞下一顆抗鬱劑，然後繼續我正在進行的工作。

促成我現在的化身——治療師，心靈療癒師、我自己靈魂的安撫者——的事件起始於九月十一日。

我那時候在第一現場的食物供應處擔任志工，一種需求突然復甦過來，那是猶太人浩劫倖存者的許多子女所分享的需求：協助痛苦中的他人，以彌補我們無法抹去自己父母的痛苦。

另一件促使我走向更有意義工作的事情是，我目睹自己父母的身體狀況正緩慢、痛苦地衰退下來。母親有心臟方面的毛病和痴呆症。父親愛好歌劇和沉迷於閱讀紐約時報，阿茲海默症卻使得他只能瞪著紐約郵報的標題：「West Side Gory」，完全無法理解其意思。

大衛對我說：「當你的妹妹和她的女兒們還在世上時，或許妳不應該自殺。」

當我在烏茲威樂社工學校就讀第二學期時，我母親過世了；父親又活了四年多。他的全職看護在一個星期五早上想要叫他起床——她走進他的臥房（就是我以前跟母親一起睡的那個房間），發現他已經與世長辭。

在房子中，我坐在他身旁，擁抱他已經冰冷的身體，在他耳邊低語著我愛他。父親淡褐色的眼睛張開著，祥和地看著天上的母親。

我成為五十多歲的孤兒，這是一種奇幻的感受。我再一次從我長期操心的事情（當我的妹妹和外甥女們仍在身邊時，我不能自殺！）中存活下來，它教導我認識及接近我自己的優勢。

在至今我所接見的病人中，許多人的困擾使得我的問題看起來只能算是小兒科。

在千禧年，一位我稱為山姆的病人，他在一次諮詢中問我關於他父親自殺的事，「我爸爸這麼軟弱，我恨他，但是我如何伴隨這個恐怖的痛苦活下去呢？」

我回答：「他所做的事情是你永遠無法恢復過來的。但是上個星期，你笑著談到你趕赴一場很棒的約會。痛苦不是一個常數，它會漲潮及退潮。就像坐火車，窗外的景色有時候華麗壯觀，你想抓住，但是可惡地，火車一下子就開過去，接著車窗外可能是難看的景色，你不願置之一顧，但是火車也是一下子就開過去。」

他從位於我們之間的橡木桌上的紙巾盒抽出一張紙巾，擦拭他的眼睛，「如果我有時候感到快樂，這樣會不會對我爸爸不忠實？當我感覺美好時，我告訴自己，我是一個很糟糕的人。」

我強忍一陣子的感動，山姆的問題像是送進一道光線到我悲傷內心的深處。我對著我的病人和我自己說著：「首先，每次你自責的時候，你加深了你的負面思考。那像是情緒的垃圾食物，沒有營養。其次，當你做一些美好的事情而滋潤你自己時，你正在光耀你父母的生命。」

山姆伸手再拿一張紙巾，「這很有道理，但是我如何抗衡我的憂鬱，當它變得很強烈時？」

這個問題流連在空氣中。我說：「就在房間這裡跟我一起感受它。我能夠掌控它。這份痛苦正在告訴你什麼？問它問題。它可以教導你什麼？」

我們雙眼互視。他緩慢地呼吸，而我想到西藏密宗的通靈術，那就是一個人內化另一個人的痛苦，然後傳回喜悅。

經過幾秒鐘的安靜後，山姆說：「我感覺好多了。我認爲逃避憂鬱並不會使得憂鬱消失，它只是躲到更深處。」

「是的，生命就是一個萬花筒。爲了充分地活著，我們必須擁抱所有的色彩。」

我的病人離開這次會談，看起來不再那麼迷惘。

我感到沉重，但也覺得輕鬆。我已經贏過我的憂鬱。它仍然有時候會使我心情低落，但是它是有底線的重量，而不是悲傷內心的無底洞。我寧願與我的魔鬼們跳舞，也不要被它們溺死。

有一天，我可能會自殺。但我懷疑它會發生，因爲總是有另一種選擇。

24 迴避深淵

BARBARA ABERCROMBIE

當我八歲大的時候，我威脅要從我臥室的陽臺跳下後院，我父母正在那裡整理花園。他們對這件事滿不在乎的，這不像是他們。在我的家庭中，我已經習慣於一大堆戲劇性的事件——我母親的喜怒無常，我父親的脾氣——但是當我的身體探出陽臺的欄杆時，對於我會跳進稀薄的空氣中的可能性，他們相當冷靜。我可以想像我破碎的身體躺在下面，這會引起的注意。他們將會對於疏忽我而感到多麼懊悔，他們將會哭泣而流下淚水。「不要探出欄杆。」我母親對我喊叫。

我是個很奇特的小孩，骨瘦如材，白金色頭髮，害羞卻又愛炫耀。我最想做的就是長大，這樣我就能夠承擔工作。我想要成爲演員，我想要寫故事。我最喜歡的遊戲是畫一些人，把他們剪下來，然後把我們的客廳佈置成一個小鎮，利用我的紙人演出一些戲劇。

多年以後，當我二十歲出頭時，我企圖眞正地從陽臺跳下來。然而，我以最安全的方法做這件事：我服下十二顆不需要處方就能買到的安眠藥，然後打電話給住在轉角的一位朋友。她立即跑過來，打電話給醫生。醫生對深夜的求診電話感到驚訝，他顯得不具同情心。他說他發現我牆壁上的圖畫（我新的嗜好）令人不安，指出那些模糊的黑色人物受到藥物的影響，可能是我的家人。

我的朋友們集結起來，團繞著我。第二天，我暫時搬到一位朋友的公寓，這樣我就不會孤單一個人。這位朋友也曾經企圖自殺，她的舉動經過更良好的策劃，也更爲認眞。她蒐集處方的安眠藥，然後用膠帶黏在她公寓中一些照片和藝術品的後面，但是我救了她的性命，因爲就在她取下膠帶，呑服所有的藥丸後不久，我突如其來地登門造訪。而現在輪到她救了我。她確認我有按時進餐，每一天送我搭上計程車，求診於我新的精神科醫生。打扮好自己後，我前往第六十二街和派克街，而到今天我記不起醫生對我說的任何一句話。我所記得的是我感到多麼脆弱，而爲了跟醫生會談，我的盛裝打扮有多麼重要。我記得我的腦袋昏昏沉沉，感到像是瀕臨懸崖的邊緣——多麼容易就會掉進深淵中，然後就完全發狂了。

我按耐住我的不安。

這裡才是眞正惡劣的情況：我在紐約市從事演員的工作，在電視和百老匯爭取一些表演的機會。那是一九六〇年代，我很健康，我長得漂亮，而且我有一些朋友及家人。但是我感到憂鬱，而在那個年代，「憂鬱症」的字眼尙未被使用，也未受到討論。我甚至不確定什麼事情引起我未遂的自殺。男朋友的離開？哪一位？或者我只是悲傷？我的感覺毫無道理。

當我回顧過去，我想起一波波灰色的寂寞，一種懼曠症（agoraphobia，或特定場所畏懼症）突然襲擊我。我一個人居住，我的公寓位於東九〇街，每個傍晚我能聽到人們下班回家的聲音、關門的聲音、互相打招呼的聲音。當我有演戲的工作時，實際上相當頻繁（通常足以維持我的生活），生活就很順利。我感到喜悅及興奮。當你有戲劇演出時，你擁有一個家庭，而且是一群人，但是當戲劇結束時，你又要一切從頭開始。尋找新的工作、新的戲劇、新的一群朋友（以支持你），以及你生命新的意義。

當我想起那些憂鬱發作，我會想到癱瘓：這很奇怪，因爲我在那些日子也採取許多行動。我十九歲時從大學退學，每天跑通告擔任演員，參加各種試鏡，絕不放棄，直到最後才有一位經紀人和穩定的工作。我在外頭打拚，我是勇敢的。

但然後是這另一些事情——哀傷、寂寞及恐懼像霧一樣悄悄潛入。憂鬱感覺像是失敗，一種可怕的性格缺點，你必須保持祕密。我無法依自己的要求「擺脫它」，它不按牌理，卻是自然發生；我許多朋友也在同一條船上。我跟一些憂鬱的朋友互相取暖——不只是我那位用膠帶貼住處方藥的朋友，還有一位男性友人經常搭上載貨的火車想要逃離他的生活，以及一位朋友發誓他會心情搖擺不定，因爲他母親在他還是嬰兒時把他丟擲在地板上。在五十年代後期和六十年代早期，我們都想要表現得很酷，我們想要像詹姆斯・狄恩那般，他才剛過世沒幾年。我們不斷地吸菸，我們擺出慵懶的姿態，我們喝蘇格蘭威士忌，我們閱讀苦悶的法國知識分子的著作，我們服用安非他命藥丸——我們那時候不認爲它是毒品，僅是讓我們保持清醒的小玩意。

我最後學到的是，憂鬱最差勁的莫過於它不講道理，你可以完全擁有憂鬱，但仍然感到空虛，仍然覺得像是你母親在你是嬰兒時把你丟擲在地板上。

我生命中還有另一個時候，當時我覺得我可能會越過邊緣，跌入深淵中。我那時候已經結婚，擁有兩個嬰兒。我記得我站在蓮蓬頭下，指示自己如何呼吸。我在兩個月前已經生產完了，事實上是在同一年生產兩次；我的女兒們是相差十一個月被生下。我喜愛我的寶貝們，我仍然怦然心動於擁有她們。我不認爲我有產後憂鬱症（postpartum depression），但是我的荷爾蒙必然分泌過量，而這時候一位密友的小兒子死於傳染病——突如其來地，在他三歲的生日時。他生病的時候，他們帶他到醫院，最終還是束手無策。當他死時，很長一段時間中，我覺得這毫無道理。生命是恐怖而危險的。我二十七歲，我先生是一名海軍，他接到命令要從首都華頓盛（我們已經住了兩年）調到加州的Vallejo。我們搬了過去，住在一間小型公寓。我盡一切努力使自己顯得正常，照顧我兩個寶貝，她們都還在包尿布，一個還不會走路。我離開我的家人及朋友們三千英里遠。

我們有一部小跑車，Austin Healey，但我不敢開它。一年一年地過去，我的情緒像是雲霄飛車，在我認爲的正常生活中忽高忽低。假如我先生疏忽我，我會戲劇化地宣稱我將要離家出走。我們有過一些重大的爭吵，但隨之是以性作爲美好的補償，伴隨一束鮮花。我們喜愛我們的女兒、我們延伸的大家庭、我們的狗及貓。雖然我悶悶不樂，我先生是我所認識最誠實而值得信任的男人。我們發生過多次爭吵，但我確定這是有益的，有心事就要說出來。

當我五十歲時，我母親和我發生一些介蒂，我們不講話。她住在紐約，而我在加州。當我父親拉她到電話旁，要她祝我生日快樂時，她說：「好啊，五十歲快樂，或許現在你成熟懂事了。」

我曾經相信，如果我丈夫會對我不忠，打破我對他的信任的話，我將再也不能對生命中的任何事情產生信任，我將會越過邊緣而跌入深淵——這麼多年來我已經設法躲開。但是當我確實發現他的不忠時，我越過不一樣的邊緣——進入憤怒。這個世界上沒有其他女人會比我更為憤怒，他拋下五十一歲的老婆，找一個較為年輕的女人，這不是一些灰色地帶的痛苦，也絕對沒有絕望之下的垂頭喪氣。「憂鬱是一種內轉的憤怒」（這是指憂鬱也是一種憤怒，但是不是對著別人發洩，而是針對自己），如果這句話沒錯，那麼我一切順利，我確切地知道我憤怒的對象是誰，那不是我。

我承認，我在好幾年中一直消沉且哭泣，試著拉我丈夫一起接受治療，了解我正在婚姻撞車之際——但我不肯對自己承認，我的婚姻會眞正地結束，因為只有一種情況會使得它結束，不忠：當然，他絕對不會這樣做。我就是不了解他多麼渴望逃離我們的婚姻。

雖然哭了很久，我突然想出一個瘋狂的舉動。我僱用一位律師，買了一間自己的房子，打算重新整修。我增加我教書的時間，因為我現在需要自力更生，而且找了一位心理治療師。我一片混亂，但是還過得去。我每天早上跑六英里，我參加太極拳課程，我參加健身中心，我有三份兼職的教書工作，我寫了一頁又一頁的日記，記錄我的牢騷、威脅及懊悔。但是我不會進退不得，我繞圈躲過了深淵。

當我最好的男性友人，R，他七年後成爲我的第二任丈夫，帶我外出進餐時，每次尚未上到主菜，我就忍不住掉下眼淚。R帶著白色的手帕，當我想到背叛而啜泣時，他會遞給我一條。這份在五十一歲時被遺棄的痛苦！整整二十六年的婚姻，他竟然爲了一個胸大無腦的年輕女人而沉淪！所有的恩愛及處遇，他就這樣拋棄了！眼淚滴進我的酒杯裡，其他顧客都避開他們的眼光，我的鼻水流了出來。R僅是遞給我另一條白色手帕。

很奇怪的是，六個月之後，那位即將成爲前夫的男人竟然打電話約我外出。同樣奇怪的是，我竟然答應，我就赴約跟他共進晚餐。「看在老天爺的分上，千萬不要喝有酒精成分的東西，」我的朋友妮基對我說：「如果妳開始情緒化，先暫時離席，然後打電話給我。」

那是他第一次看到我的房子。他禮貌性地擁抱我，還說我看起來這麼瘦。我忍住心裡浮現的那些嘲諷的回應，沒有對他說：「對啊！就是胸部太小了。」我好奇那一個女人發生了什麼事，在晚餐時，我們沒有提到她，也沒有提到我們的分居。我們談論我們的孩子。我的憤怒減緩下來。或許在我們的婚姻中，我們只是需要一些空間，一些空氣。在晚餐的時候，我了解我還是愛著他。

幾個星期以後，我們開車探訪我們在聖地牙哥的一些老朋友。那是十二月天，我在想或許我們可以就這樣復合。我們花了一整天跟那些我們認識多年的朋友相聚；我們感到很舒服，受到他們的關愛。那就像是我們正回到我們眞實的生活。

開車回到洛杉磯的路上。那個傍晚我問他：「你如何過新年除夕夜？」

「哦，你知道我。」他說。

我看著他熟悉、英俊的臉龐在路過汽車的大燈照射下閃亮著，「老實說，我不確定我要做什麼。」我說。

「我從來不喜歡除夕夜。」

這倒是眞的，他一直對於慶祝不感興趣。「我們可以外出閒逛，」我說：「或者看個電影。」沉默。整個氣氛已經不一樣了。有些事情在浮現，「好嗎？」

「不行，這個新年除夕夜不行，」他說。

我們剛開下快速公路，朝著我的住家前進。這部小跑車裡有一隻大象，而我突然知道這隻大象的名字，就是那個有大胸部的女人。我先生已經跟她約好共度新年除夕夜，「她會到洛杉磯來？」

這個最佳時刻從來沒有來臨過，他現在沉默不語。

「不要，不要，不要！」我開始喊叫，然後完全失去控制，哭泣著拍打Austin Healey的儀錶板，我們擁有這部跑車已經二十六年了，當時我們住在Vallejo，我害怕開車，而我們的女兒們還是嬰兒。一部一九六四年的Austin Healey綠色小跑車。我的頭部快要爆裂了。如果我手上有一隻手槍，我會打爆他的腦袋。

後來，我的心理治療師對我說，我想要槍殺他，或開車碾過他，或開我的車撞他的車，或空手把他的跑車撕裂，這些幻想完全是有益的，只要我不真正實行就好。每一個星期二下午，我會坐在她的會談室，談得不停。

我們談論我的憤怒、我的痛苦、我的父母、我的過去、我的現在。我們也談論如何離開我因婚姻失敗而如雲霄飛車般的情緒。

對於失去我的婚姻，在第一年中，我的哀傷一波一波地襲來，而每當我想我應該恢復過來時，我會做一些事情，像是到超級市場買很多食品，藉以平息我的記憶及失落。知名作家C. S. Lewis寫過，令人訝異的，哀傷感覺像是恐懼，而且哀傷也是恐懼的一部分；我感到驚恐。但是我知道，那份哀傷是有原因的；它講道理。我曾經深愛這個男人，與他分享我的生命超過四分之一個世紀。我跟他有了小孩，組成他的家庭和我的家庭，這就是爲什麼失去他會這麼深刻地傷害我。我沒有發瘋，也沒有自我放縱。我有權利憤怒，以及哀傷。

我的憤怒這般強烈，它最終治癒了我。

很奇怪的，離婚最後使我「斷然擺脫低劣情緒而振作起來」。雖然我不願意承認我母親說過的話是對的，我終於成熟懂事了。這個深淵已被廢棄而荒涼，我總算通過了。當我父親過世後，我母親也同樣繞過深淵，她搬來加州居住，我們成爲朋友。

恐怖的事情總是會發生——它們會在你的生命中繼續發生，但是我發現到：苦悶、不快樂、悲傷、恐懼、寂寞及哀痛不同於憂鬱。它們也會跟憂鬱一樣地傷害你，但是你不會癱瘓下來，你保持呼吸。而年齡漸長的令人驚喜之處是，我們大部分人變得更快樂。如果你幸運的話，你會有適切的健康、朋友、自己的房子、餐桌上的食物，以及你每天起床喜歡做的一些事情——你安靜下來，你不再想要從陽臺跳下來。

25 上帝完美的小孩

PATTI LINSKY

「給他一根香蕉（Give him a banana）。」

哦，上帝，我們又來了。

我正在開車從北邁阿密海灘到Boynton海灘四十五分鐘的路途上，爲了讓我父母能夠看到我一歲大的兒子，在全程四十五分鐘的旅途中，他安靜地坐在嬰兒椅上已經有四十分鐘，十分地滿足，然後就在我們抵達前，他完全地失控。或許他是在爲即將來臨的拜訪恢復精神。在我母親（她的名字是白蘭琪——祝她安息）所建議的那四個字中（指Give him a banana），我理解爲什麼我從來學不會處理我的情緒。

用食物來安撫。

利用任何東西來安撫我內心永無止盡的空虛，只要能遮蓋就好。以我的情形來說，那是馬鈴薯片或玉米片伴著洋蔥沾醬、任何巧克力製品，以及不會忘記的三個V：Vicodin（凡可汀，鴉片類的鎮靜劑）、Vodka（伏特加酒）、Valium（一種抗焦慮藥物）。

在那四個字中，很清楚地說明她多麼無能爲力處理自己的生活，那不是容易的生活，而這種情形轉到了我身上。然而，哦！我怎麼能把我的無能爲力怪罪於她。一直到她在二〇〇三年過世，我才了解她僅是把她所知道的傳達給我，不多也不少。

所以我應該原諒她，也包括我的祖母珊蒂，她們不懂教導孩子。

我母親眞正灌輸我的是她對音樂的熱愛和上帝賦予她的才華。她是美麗的歌唱家、女人、拼勁。她甚至獲得全額獎學金到La Scala歌劇院（附設世界最頂級的藝術學院），但是她父母不容許她前往就讀。想像一下，對於一個十七歲的女生，她會覺得這是多麼大的打擊：像是她還不夠好，她父母沒有選擇讓她飛翔以達到她的偉大成就，她只能認命。因此，她把她未能實現的夢想、希望及抱負放在我身上。

所以，我唱歌，我天生就有能力抓住音準、懂得詮釋歌曲、扣人心弦而激發人心。所有她過去不被允許做的事情。我是從她的家族那邊繼承我的才華。我母親娘家的姓氏是海飛茲（Heifetz，這有沒有令你想到那位知名的小提琴家Jascha Heifetz）。她和我同步生活，我就像是她的替身，我的才華她也居功，但這基本上令我抓狂。

我是「上帝完美的小孩」。白蘭琪置之不顧的部分是「伴隨妳的不完美」。因爲假如我曾經被允許擁抱我的不完美和脆弱，而不是爲了充門面而裝出很體面的樣子，我的生命將會完全不一樣。母親就是會有這樣的絕佳主意，她從南邁阿密搬到西棕櫚海灘，僅是因爲信封上的回信住址將會看起來美好。我有莫大的壓力，自我施加的壓力，要求自己做一個完美的女孩、女人、妻子及專業人士。從很早的年紀開始，我就需要取悅別人。長久以來我記得的是，我努力爭取他人的接納、他人的注意、他人的關愛及他人的喜歡。我在他人的的臉上看到我的臉。爲了回應他人如何談論我，我模擬他們需要我發出的聲音，完全失去了我自己的聲音。

或許那是因爲當我年幼時，我受到我父親的虐待。不是一直如此，但已長久到足以使我失去對自己的信心，而且在所有不適切的地方尋找父親。我的自尊完全不是建立在事實上。

回顧那些時光令人感到興趣，發現它在我的發展上扮演如此重大的角色。我很驚訝，我甚至還可以活著寫這些事。我曾經接近死亡的邊緣。當然，我經歷過許多情緒的死亡：失去自我，失去父母情緒上的支援，以及失去正直、尊嚴及謙卑。失去如何善待過去的我，失去眞實的感受，失去認識自己的不足，以無數的方式宣洩，想要找到內在的平衡。

事實上，我從來沒有找到平衡。我認爲身爲一個妻子，我將會找到平靜。所以就像任何美好的猶太女孩將會做的那般，我嫁給一位猶太教的「拉比」（rabbi，猶太教會的教誨師），我大學畢業就嫁給他，他是猶太社區的標竿，我想他會供應我一切東西，我就會完整無缺。我在社區中有了尊貴的地位，在西岸有一個新家（離我母親足夠遠的地方），名副其實地成爲一位Stepford Wife（知名小說中的角色，意思是：美麗的百依百順的太太）：打扮得體，優良廚師，忠誠的妻子，以及古柯鹼成癮者。我的婚姻持續二年九個月，它破裂的原因是在聖日後的一個早上我突然的覺悟。我們已決定成立一個家庭。你知道有時候你的腦海中不知如何會閃過一些畫面，每個畫面持續大約一秒鐘？好吧！我的畫面是像這樣：

我們要試著懷孕。

我不確定我想要這樣……

但是他想要，所以我們應該。

我不認爲我會永久跟他在一起。

所以我將會成爲一位單親媽媽；我母親就是這樣，所以也不會太壞。

（汽車輪胎摩擦地面的聲音）

等一下，身爲單親媽媽是一件很辛苦的事情。我怎麼能明知如此而故意這麼做，在我內心深處——我知道我將不會嫁給他那麼久？

然後，討論延續下去。

他：「妳認爲妳什麼時候會準備好擁有孩子？」

我：「我不知道我是否將會這樣做。」

到了那個星期結束時，我離開了家。那是開始結束的開始。

再度回到單身的解放，一種無法形容的孤單感啃噬我的內心。這麼多年來，我不知道我是誰。仍然，到了我二十多歲的後期，在這個美好的猶太教堂中，我已經建立了自己領唱者的地位，帶領信徒們祈禱及合唱，伴隨著我衷心相信的溫暖及熱忱。我跟一位美好的男人再度結婚。人們這樣對我說：「我不知道妳是如何辦到的。」充滿愛意的妻子，兩個美麗小孩子的媽媽，全職的工作，到全國各地演唱，維持著「擁有一切的女士」的錯誤印象。

如果他們知道。

如果他們知道我是多麼拼命地——拼命地——奔走在天竺鼠的跑輪上，希望被喜歡／被關愛／被接受／被認肯。

這個自己施加的完美的監獄是無終止的，我感覺像是一個壓力鍋，隨時會爆炸。就在這個時候，上帝居中調停，給予我一連串的禮物，我直到現在才知道那是禮物。首先是在一九九六年發生一場車禍。上帝是在對我說，「慢一點」。我做到了，它停止我原先的生活軌道，給予我頭部扭傷，而這是絕佳的藉口，使得止痛藥開始成爲我長久的華爾滋舞伴——關於這一點，我不知道上帝的意圖爲何，但是你只能接受。我們凡人無法揣測祂的意旨。這些止痛藥成爲我喜歡的食物群，我最好的朋友，當我感覺不對勁時的解藥。

首先，它是合法的，醫生開立的雞尾酒配方，用來減輕我因爲車禍產生的強烈疼痛。然而，長期下來，藥物（依照醫生的指示服用）成爲了毒品（不再是指定的處方）。那是一條微妙的界線，而我知道如何利用策略騙到藥物，以使自己在生活中多少有些運轉。因此，Vicodin、Valium及一大堆其他藥丸成爲我生活的基本食品，我變成一個運行的毒品成癮者。也在這個期間，在兩年的時間中，我經歷了我四個最親近的人們的死亡。我最好的朋友Rikki，死於癌症。不久之後，我的繼父也過世。次年，我失去我的媽媽和我的繼母Ann，這是多大的巨變。悲痛、憤怒、遺棄及發自內心深處的哀傷如此巨大而難以忍受。這些藥丸成爲救生繩，以便因應我感受的空虛。

我猜想有人會認爲，這僅是暫時的情況，只要避開邊緣，等到事情有所好轉，生活就會較易於掌控。但是這種情形從沒有發生，我成爲一個騙子，過著雙重（表裡不一）的生活，伴隨著強烈的羞恥感。在良心上，我怎麼能夠從身爲我社區的角色楷模，變成一直生活在成癮的混淆中，而最終更降級爲酗酒的行爲？

是的，我是酒鬼，我不能只喝一杯就好，那將會導致我的身體死亡，我很確信這一點。它成爲一種惡性循環。生活的無從掌控，失敗的羞愧，試圖加以扶正，只是發現解決方法始終沒有來臨。隨著每次失敗，我就想要麻木自己，使得那種感覺受到強化，就像是我從來喝得不夠。看不到未來會發生什麼，也不試圖推動任何進展……無力感持續不退，沉重到無法忍受。很幸運地，即使不只一次瀕臨死亡，我的時候尚未到來。

但是我很確定極爲接近。

當時我們正在進行「車庫大拍賣」（指在自家院子廉售一些舊家庭用品及衣物），我整理妥當，做好準備，願意全力以赴。我的小孩們、保姆及一些朋友幫忙做一些細心的布置，而我服用了我的「藥物」，因此我才有精力，才能冷靜地販賣每一件物品。

我全心全意放在這上面。

是的，我是如此。

我已做好十足的控制。

直到我走回屋子，就是那麼一分鐘而已，我忘記我已經服下藥物。我著手第二次的服藥，這次沒有搭配蘋果汁吞嚥藥丸，我拿起一瓶紅酒就痛飲下去：這是上帝第二次插手。

我沒有再回到「車庫大拍賣」，我們的保姆發現我趴在電腦上，沒有反應。她試著攙扶我起來，但我全然地不省人事，而誰在服藥過量時不會如此？如果你願意，現在想像這樣的畫面：兩個小孩，那時候是八歲和十二歲，看著眼前的混亂狀態感到惶恐，不知道他們的世界是否還會維持一樣。我的兒子被要求打急救電話九一一，我的女兒則緊緊抱著我們的保姆，然後他們看著急救人員把我放上擔架，推上救護車。當然，急救人員必須問一些基本問題，了解到底是什麼東西一直在困擾著我：「這位女士，這是妳想做的嗎？你知道因爲你這麼做，妳的小孩會從妳的身邊被帶走嗎？」我痛恨他這樣說，而我更痛恨我自己。我最後的記憶是，我的小孩被推到一旁時的無辜眼神，當我離開時，他們困惑地從窗戶看著我，對著我說：「媽咪，請不要死。」

媽咪。

請。

不要。

死。

我永遠記得這些字和那個時刻，它們深刻地在我酒精成癮和藥物成癮的內心中留下痕跡。

直至今日，每當想到這一些，我就會不自覺地流下淚來，我對我的家庭做了些什麼，我多麼自私，我多麼沉迷於自己的病態，這份病態介入身爲母親的愛與她的子女之間，也介入丈夫與妻子之間。

感謝上天，我終於恢復過來而保持清醒。但是我內心仍然有一個深洞，我無法塡補。

大約十個月後，我前往我兒子舉行成人禮的路上，我開始痛苦而停不下來。無法停止。我從車上打電話給我的「拉比」，告訴他我認爲我正失去我的心神狀態，而當我抵達教堂時，我需要跟他談談。感謝上帝，他還是原先的他：憐憫而諒解，願意給我空間及支援，那時我正開始走向精神崩潰的下坡。

三天之後，我讓自己住進了戒毒中心。

三十一天後，就在母親節那一天，我在戒毒中心度過我的五十一歲。那是我一生最好的一次生日。聽到我這樣說，你可能會搖頭，好奇這世界上怎麼會有人這樣說，但這是眞實的。我很感激我的丈夫和兩個小孩前來探視我，這對他們來說必然是一件困難的事。在這種陌生的分離狀態下，我的心是滿溢的，無法以言語形容，帶有超現實的意味。但是內心深處，我知道這裡是治癒創傷的正確地方；我也需要面對我的不完美，這個觀念已經一輩子滲透到我的靈魂中。

當然，那兩個蛋糕——一個是爲了我的生日，另一個是爲了母親節——也多少幫助一些。它無法免除我的痛苦或羞愧。然而，我永遠感激它所帶來的勇氣，因爲他們開了那麼遠的路來告訴我他們愛我。事實上，我甚至也再一次愛我自己。

我寫文章、寫日記及哭泣。我嗚咽、排毒及靜坐。我談論我的問題之癥結所在——深沉、恐怖及痛苦的感覺，認爲自己還不夠好。緩慢地，我開始把我生命拼圖中那些失去功能的部分拼湊起來。我開始看到我過去多麼戲劇性地灌輸自己存在的信念，試圖要求自己比好還要更好，希望我成爲每個人希望我成爲的樣子。

在戒毒中心，我第一次跟我父親的虐待達成和解，事情開始顯得有意義。我了解我之所以沒有能力公開說出（不必道歉地）我需要什麼和我想要什麼，那是源於我的羞愧感。直到幾年之後，我才眞正認定我生命的珍貴性，以及認定說出我的需要的重要性。

上帝的第三次插手。

那是二〇〇九年的夏天，我發覺腹部疼痛，也有感冒似的症狀。我決定求診於醫生，他爲我施行電腦斷層掃描，發現我的膽囊管中有一顆石頭，我們決定採取最不具侵入性的「導管手術」加以處理，但要在過了High Holidays之後。在這次慶典中，我全心全意高聲歌頌，祈求上帝的開導，使得我能激發信徒們感受聖靈降臨在他們每個人的內心。我的才華受到許多人的褒獎及感激。我感到士氣高昂，我成功了。我被關愛及讚譽，我使得許多人有了不一樣的人生。

這是施行手術的絕佳時間。

出其不意的，原本二個小時的門診手術，卻帶來了三個星期的住院治療。在這項導管手術中，我的胰臟被割傷，引起敗血症和胰臟發炎。兩天之後，我接受切開手術以拯救我的生命。在加護病房醒過來時，我的腹部被縫了二十六針，我知道發生了一些天大的差錯。然而我什麼事情都不知道，我感到震驚而憤慨，但因爲受到嗎啡的影響，茫茫然之下，我一句話也說不出來。

而我對上帝的信仰消失了，完全地消失。

你看，在整個人生中，我始終跟上帝（或你可能希望稱上帝爲比你自己「更強大的力量」，無論你怎麼說）保持親近的關係。因爲我曾經這般接近死亡而應該會見到上帝，但是我沒有發現上帝的存在，也沒有發現上帝正我身體上展開更遠大的神祕計畫。或許有人會說，上帝一直伴隨著我，指引及守護我，直到我抵達人生的下一個目的地。我甚至不願以這樣的說法來安慰自己，那是無法想像的。直到我的手術和住院的幾年之後，我才能理解這一切，但那已長久地改變了我，影響了我的生活路線。

我從手術復原已接近四個月，當我嘗試重回教堂領唱者的工作時，我完全無法集結我的精神和力氣擔任那個職務。那將意味著爲了教會而犧牲我的家庭生活，由於我的疾病，我擔任那個工作已經太久了。這應該是我退休的時候，更不用提信仰一些我看不見的東西。

我擔任教會領唱者已達三十年，它在許多方面是我的身分，或者我認爲如此。我不能領悟的是我在自己生命的下一章應該做些什麼。我不想再依賴任何人，那會使我發瘋。畢竟，我是上帝完美的小孩，我不能也不會想要再處於對任何人求助的境地。

繼之而來的脆弱和恐懼是我從來沒有經歷過的。在很長的時間中，藥物幾乎每一天都在對我招喚——任何促使我不再有感受的東西。但是我知道，在那場發生天大差錯的手術中，一定有它更大的目的。

透過上帝的恩惠，我找到了答案。

那是在爲期四個月的「婦女賦權講習會」中，我們在每個月的一個星期天會面，長達五個鐘頭——總共十位婦女正在尋找她們的工作熱忱、她們的方向及她們的目標。兩位很有才華的婦女擔任我們的講師，Michelle Bauman和Carolyn Freyer-Jones，她們後來都成爲傑出的生活指導教練。她們首先在講習會中談論她們的人生歷練，然後我們也互相聆聽，當被要求時提供回饋，依序輪流。就是在那裡，我找到勇氣，以個人秀Altar EGO（自我的祭壇）的方式說出我的故事，那是全然地誠實、風趣及人性化，而我很驕傲屬於它的一分子。在某些方面，上帝知道這被認定是我正踏上的旅程的一部分。我唱歌而且講述故事，關於我們所做用來填補自己內心的事情……關於想像上會使得我們覺得完整的事情，不論它是關於與食物、人們、宗教、成癮或我們手機上的小遊戲等的關係。但是眞正而言，重頭戲是關於回歸自己的心路歷程，感覺到我是充盈的。而這些就是我相信我打算分享的東西，以激勵別人找到他們自己第二次的機會及寬恕。

我們都有一些有價值的地方。

我們是不完美前提下的完美。

我必須接受這個事實，而我在這裡是有原因的。我所經歷的那些成癮、痛苦及憂鬱（使得我重度失能）才使得我成爲今天這樣的女人。假如我能協助僅僅一個人認識他們的掙扎不是孤單的，認識第二次機會是可能的，認識所犯的錯誤只是一些幻覺，那麼我的人生旅程就有價值了。

26 愛爾蘭人的起床電話呼叫

KITTY SHEEHAN

「愛爾蘭人不能接受精神分析，因爲他們慣性地對於不幸的事不會說出眞相。」

當Frank McCourt在一九九八年明尼亞波利斯市的演講上說到這句話時，聽眾一片譁然。我也跟著發笑，我知道這是實話，很樂於聽到它成爲一則笑話。

在Frank McCourt輕快的演說之後，我排隊等他爲我簽名，我買了他的書《安吉拉的骨灰》，這本書獲得普立茲獎，談論他在Limerick貧民窟的愛爾蘭式童年歲月，主題是他複雜且有些無情的母親，Angela Sheehan McCourt。

「我也是一個Sheehan，」我告訴他，當我靠近他的桌子時。「我的祖母來自Ballyporeen。」他點頭作爲回應，然後做了一個十字架的簽名。我再一次發笑，安靜地私自慶幸跟Frank McCourt分享一個笑話。

「我們應該在附近找一個有賣Bushmills烈酒的地方，」他做了個結論，隨手把書遞還給我。

這本簽名的書是給我母親貝蒂（Betty）的禮物。當她閱讀的時候，幾乎每一頁都使她笑逐顏開，她會唸一小段文章給我聽，而且引用裡面的句子，像是「哦，你的膀胱都湧上了你的眼睛」，當這些句子適合該場合時。我從沒看過她那麼享受一本書。

「它解釋關於湯姆（Tom）家族的每一件事情，不論是不是Sheehans，」每當她談到這本書時，她總是這樣告訴朋友們。

我的父親湯姆（Tom）不同意，他不相信書中的每一句話，也不覺得它幽默，雖然他經常能從任何事情中找到幽默。他的父母，湯瑪斯和布莉吉特（Thomas Sheehan and Bridget Cull），十多歲時就從愛爾蘭被送來美國，從此再也沒有看過他們自己的父母。他成長時就一直聽到他父母對他說，他們離開的地方極爲貧窮的故事，而對他來說，談論這些不是有趣的事。McCourt的許多同鄉仍住在愛爾蘭，他們也持著相同的觀點。

對我母親來說，這使得整件事情甚至更爲有趣，因爲她的父母，路易斯和佛蘿倫斯（Lewis and Florence），是英格蘭、蘇格蘭及愛爾蘭的血統，你必須追溯很遠才能找到他們的故鄉，沒有人會有興趣了解。他們兩人都是出生於愛荷華州。

所以，我們有一個苦樂參半的愛爾蘭童年經驗談，可能是眞的，也可能不是，但描述它的撰述者必定爲冷淡的父母的犧牲者：母親忙於閒談和做一些無聊的事，以致於沒有時間照顧子女；父親則無法維持固定的工作，把找到的每一分錢花在酒精上。

這本書談到愛爾蘭人和他們的酒精，但沒有隻字片語提及這些人的「憂鬱」狀態。我母親認為這本書很風趣，而我父親宣稱它都是胡說八道。否認，不過是一條埃及的河流，引用Stuart Smalley的句子。

當《安吉拉的骨灰》在一九九六年發表的時候，我父母已經結婚四十三年了。她是酗酒者；他是憂鬱症患者，但是他們兩人都不承認。在外面的世界，他們是風趣而聰明的人。他們是完美的嚮導，教導我如何掩飾痛苦，把它轉換為憂鬱。

幾乎就在他們於一九五〇年相遇時，一些惱人的事件就已經開始：他們彼此的家庭發生一連串的暴斃。

首先是我父親的哥哥，愛德華・「瑞德」（Red），一九五〇年七月二十六日，他才三十二歲。他是身材魁梧的運動健將，住在康州紐哈芬市，在他們三位Sheehan兄弟中最有才華。當我父親知道他敬愛的哥哥突如其來地死於腦動脈瘤時，他正在愛荷華州打棒球，那時候他二十八歲。我認為應該是動脈瘤，我不確定，沒有人眞正對我說明這件事，他的哥哥留下他的妻子和三個兒子，全部住在康州。葬禮過後，我的父親鮮少跟他們任何人接觸，我不明白為什麼。

我父母是在愛荷華州的內華達市結婚，那是我母親的家鄉，在十月十日，一九五三年。六天過後，我父親的父親在紐哈芬市毫無預警地過世，死於心臟病發作。我認為應該是心臟病發作，我不確定，沒有人討論過這件事。

兩年後，一九五五年，我母親唯一的姊姊珍妮絲過世，享年二十八歲。她有「先天性的心臟異常」，最終還是要了她的命。我只知道她是個漂亮的女人，穿著絳紫色的伴娘禮服，在我母親的婚紗照中站在她身旁，帶著輕柔而優雅的微笑。

珍妮絲嫁給一位親切體貼的男人，名叫史坦利。史坦利曾經送給我母親兩套婚禮的瓷器，那是他和珍妮絲先前收到的禮物，美製的Westvale by Syracuse款式，現仍然擺在盒子裡，以綿紙加以托襯。我母親後來把它們送給我，連同她自己的兩套瓷器，Olympia by Lenox，也仍然擺在盒子裡，來自同一家百貨公司。她沒有作任何解釋。

我的哥哥，丹尼，出生在一九五五年十二月二十六日。我父親是以他最喜歡的歌曲「丹尼男孩」（Danny Boy）來爲他命名。我哥哥的中間名是愛德華，這是沿自「瑞德」。我父母很喜愛我哥哥，但是他從出生的第一天就感染奇怪的病毒而發燒生病。我是在一九五七年五月一日來到世上，我被取名爲安・瑪莉（Ann Marie），六個月後，我母親認爲我不知怎麼地不像是「安」的模樣，就正式地爲我改名爲凱瑟琳・安・瑪莉（Kathleen Ann Marie）。他們原本打算叫我爲凱蒂（Katie），但是丹尼把它發音爲「Kitty」（小貓），我就這樣被定名了。

我哥哥和我相處融洽，經常在外頭與鄰居小孩遊玩，騎腳踏車，以及跟經常來我們家聚會的一些大人們閒逛。每當他們聚會時，我們總是隨即出現，看著男男女女們吸菸、喝酒及說故事，彼此捉弄及嬉笑。我父母在週末時會到他們喜歡的酒吧，像是美國退伍軍人俱樂部、林肯俱樂部及鄉村俱樂部，他們經常會帶我們一起前往。

我記得，一九六四年七月十日，星期五的晚上，當我們都在鄉村俱樂部時，我母親接到她哥哥打來的電話，說她必須立即回內華達市。她的父親，路易斯，在家裡心臟病發作，隨即就過世了。當時我七歲，我哥哥和我在那個晚上沒有跟我母親一起前去。在我們家的前院，她哭泣著跟我們擁抱，對我們說再見，她仍然穿著她紫色的夏季宴會禮服，掛著還在晃動的金色耳環。我以前從來沒有看見她哭過。

我的祖父是老菸槍及賭鬼，不止一次輸過龐大的金錢。他從不喝酒。每次我去看他，他會給我骰子，我放在口袋裡，然後再放進我白色皮革製，裡面有會旋轉的芭蕾舞女孩的珠寶盒中。他是家畜拍賣場的拍賣員，整天戴著一頂灰色的軟呢帽。他在他的凱迪拉克後座載送小豬給農夫們。他在六十一歲時就心臟病發作，一點也不奇怪。

當我祖父過世後，在家裡，我母親大部分的時間不是生氣就是悲傷。

一年後，一九六五年十月十二日，我父親的母親，布莉吉特，因爲癌症過世，享年七十五歲，我不清楚是哪一種癌症，從來沒有被提起。我父親一個人飛往紐哈芬市，參加他母親的葬禮。他在機場買了裝胡椒和鹽粒的瓶子給我，也買了紐約世界博覽會的棋盤遊戲回來。這趟參加他母親葬禮的旅程是我父親最後一次回到紐哈芬市的家裡，我不知道爲什麼。

在這之後，他很多晚上一個人坐在廚房的餐桌旁，喝著啤酒，聽著收音機傳來的大型樂團演奏的音樂。

所以，在我父母達到四十三歲和三十八歲之時，他們每個人都已失去一位他們崇拜的手足，他們兩人的父親，以及一個母親。因爲沒有人談論這件事，我仍然對死亡、葬禮及哀悼一無所知，也不知道爲什麼我屋子中的大人們彼此都不再說太多話。

我們就這樣度過接下來的二十年，否認（denial）是一陣強勁的風。

在我們房子外頭，我父母是每一次聚會的靈魂人物。當我長到年齡夠大時，我也是一樣。在愛荷華州，你可以自己決定，你已經年齡夠大而可以喝酒。對我來說，那是八年級。在我大部分朋友的家中，酒精飲料是隨時供應的。我們父母直到我們進入高中時，才知道我們早已喝酒。當時的合法年齡是十八歲，但因爲我早幾年就有了經驗，在酒吧中，我很容易在一些年長者身旁找到我的位置。

我父母只有在喝酒時才會心情轉好。當我母親沒有喝酒時，她對生活極爲憤慨。我青少年期經常悶悶不樂、頂嘴及「自稱無所不知」（knowing it all），這往往令她發狂。我父親也惹她發狂，她的憤慨表露無遺。她唯一對他體貼的時候是當他們外出時。

一九七七年，我的哥哥丹尼被診斷得了癌症。我那時二十歲。不到一年，一九七八年七月二十七日，他走了。在他死後，我母親說的第一件事是：「他從沒有看見我哭過。」更早之前，當牧師進來舉行最後的儀式時，她急忙離開，她說：「哦，我不想看到這個。」我父親和我留下來，見證我哥哥最後的祝福式。

這次死亡，我可以告訴你所有細節，因爲我在現場。那個晚上，我打電話給我父母的上司及朋友們，告訴他們發生了什麼事。我安排他的葬禮，因爲我父母不能做這些。

對於失去他們年輕的兒子（在他有任何作爲之前），我不知道我父母有怎樣的感受。我不忍發問，怕會使得他們更為傷心。沉默淹沒了我們房子的每一個角落：餐桌上空出來的椅子，他少年時期的臥房，我少女時期的房間被用來作為他的病房，整個夏季他大部分都躺在沙發椅上，蓋著一條法蘭絨的醫院毯子，沒有交談。所有他不再占用的地方，現在被一張安靜、哀傷及孤立織成的柔軟的網包覆起來。到了八月底，我飛回愛荷華市繼續我大學第四年的課業。

很快地，我以另一個男人塡補我的空虛，並跟他結婚。我極度想要把歡樂的氣氛帶回我們的家庭。身為丈夫主要的條件，就是要使我發笑，而甚至更重要的是，使得我的父母發笑。有一段時間，這個計畫奏效了。

有一天，我父親決定要戒酒。他沒有跟任何人談起這件事，他就是做了。隨著他年齡漸長，他好歹不再是一個那麼嗜酒的人。我母親很早之前就超越了他，成為我們家裡眞正的酒鬼，我勉強列在第二名。我知道他希望他的戒酒將會魔法似地使得我母親不再喝酒，但是沒有作用。

她的酗酒成為我的問題，我在他們家裡舉辦一場治療聚會。經過幾個人勇敢地發表他們的談話後，她告訴我們，除非我們想要留下來喝一杯，否則都滾出她的家門。我們離開，前往一間酒吧進行聽證報告。

她好幾個月不跟我講話，而當我們再度講話時，就像是什麼事都沒有發生過。

我父親的焦慮開始耗盡他的精力。它呈現一種失憶的徵兆，而我母親也把他的情形拋到腦後。他開始不停地自言自語，一再地發問同樣的問題，他不想離開家門，他看書時無法集中精神看完一頁。我們沒有人提及他焦慮的可能原因。

最終，可以預期地，但是完全不符合家庭傳統，我第一次發現自己單身且清醒地出現在治療師的診療室。我父母兩人那時候都過世了。

當我對治療師描述我的父母時，她專心地聆聽著。

「我們是愛爾蘭人，」我開始敘述，帶著苦笑，「所以，妳知道，沒有人會談論任何事情。妳知道，無論會發生什麼壞事，它就是會發生。我們在黑暗的路上吹口哨，這是我父母親經常會提到的。我們預期最壞的情況，所以當它發生時，我們不會被嚇到。沒有什麼事情會嚇到她，我母親總是這樣說。如果我們沒有什麼需要擔憂的事情時，我們反而感到惶恐。我的家庭是極端的矛盾，就像所有的愛爾蘭家庭一樣。有創意而多采多姿，以及狂野地自我毀滅。我父親利用幽默來抵擋他的痛苦。我母親的武器是烈酒，夾帶著憤怒。」

我繼續說著，試著讓她發笑。

「我的意思是，我母親的手法是不談論事情，感到苦惱時一笑置之，喝酒，然後否認。」我解釋著。

我沒有補充說明的是，這也是我先前的個人生活策略。

「妳是否了解，妳所描述的很大部分符合憂鬱症的情況？」治療師問我。

「是的。」我投機地回應。

然而，就是這個「是的」，我改變了我接下來的生活路線。我也擁有我家人所承受的精神折磨：憂鬱。

我不再期待生命裡應該有人更早告訴我關於憂鬱的事情。我學到想找出它的來源是多麼困難，而我珍惜從這個過程中獲得的智慧。它是悄悄進行的，它可能花好幾年有耐心地偷偷接近你。然後，它可能把自己藏在酒瓶中，它不在意它需要逗留多久；它等待著。假如你疏忽它，它會忙於把它的網散布到你生活的更多角落，逐漸地遮蔽光線。

但是你可以拿一隻掃帚把它清除掉。假如沒有人協助你稱呼這種感覺，你要告訴你自己，它就是憂鬱。沒有問題的。總是找得到援助，許多的援助。告訴別人，然後，砰！就像這樣，你不會孤單，這可能是一個奇蹟。

你仍然可以是一個風趣的人，貶低狂歡派對的生活。但是現在你有憂鬱症作爲你的題材。可能性是無止境的。

回到我從我母親和我阿姨那裡繼承的瓷器。前一年，我在網路上搜尋，每一組瓷器我額外又買了一套，所以總計有八套。我從盒子中拿出這些美麗、奶油色、飾有銀框的盤子，然後，把那些盒子丟掉。我仔細地清洗及擦乾每一個盤子，我擺好亮麗的餐桌，我點燃兩根蠟燭，跟我的丈夫及朋友們坐下來使用這些美麗的物件，它們已被貯存起來超過五十年了，今天第一次派上用場。

27 自殺的獨白

SAMANTHA WHITE

我母親的嗜好是逃家、割腕，以及過量服用藥丸和烈酒。第一次替她叫救護車時，我才七歲大。

到了我決定了結自己生命的時候，我已有很多時間研究她和她失敗的技巧。我相當確信，我知道如何正確地完成自殺。

那是我的第二十九個夏季，就我所記得的以來，我在鬱症與躁症發作之間進進出出。在我十多歲時，我沒有「憂鬱」（depression）或「躁狂」（manic）的字眼，但是我知道，我所經歷的情緒極度高漲及低落是不同於我朋友們正在經歷的青春期的苦悶。

我內心深處正在發生的是不同的東西。

經過一些期間的失眠及高昂的創造力後，我的生理化學成分將會轉移；每一件事件都緩慢下來。我想要永久地睡下去。如果任何人試圖叫醒我，我會對他吼叫，而且對他丟東西。我無法對我的舅舅和阿姨隱藏我愛睡覺的情況，當我母親「不在」的時候，他們會照顧我，但是當我幾天清醒不睡時，似乎沒有人會注意到這種情況。從一個感到快活而有趣的天才，我突然轉爲被羞愧及自我厭惡所擊倒。我感到自己一無是處，而未來也將是如此，面對這樣的必然性，我完全癱瘓。任何東西似乎都沒有意義，特別是我的生命。

這些情節中，最恐怖的層面是我對我母親的認識有多麼深刻，我是不是會步上她的後塵，像她一樣被送進州立精神病院，這些鮮明的想像令我毛骨悚然。每次接受電擊後，她返家時都是兩眼無神，腦袋空白，像是處在一個遙遠的地方。醫生說這有助於「使她安靜下來」，但看起來像是抹掉了她。我注視我的母親，看到一個醜惡的未來。我保持沉默。

到了我二十多歲中期，躁症發作幾乎消失了，我剩下的只是一些情緒低落，我稱之爲「處於洞穴中」，每一件東西都是黑暗的。整個夏季，憂鬱占據了我，長時間以來，我深刻地試圖了結自己。在很多日子中，我無法正常上班，所以我已用光了我在公司的病假及休假。當我再度從「染上感冒」回來上班時，同事會說：「希望妳康復了。」或者，當我是使用休假回來時，他們會問：「妳的休假很棒吧？」我總是肯定地回答我好多了，或者回答我的假期只是「在家裡休息」。

我沒有精力捏造一個富有想像力的假期。我如何解釋，我所有時間是花在嘗試集中我的意志和專注力，只爲了洗我的頭髮？或如何解釋，當我回來上班時有乾淨的衣服穿，僅是因爲我在整個星期中生活和睡覺都是穿同一件衣服？

不像現在這樣，當時的人們不太談論憂鬱狀態，那是一件羞恥的祕密，我害怕任何人會發現。甚至我的治療師也不知道我的情況眞正有多麼糟糕。沒有任何家人或任何朋友的支援，我必須走下去，必須自己保持完整，努力於使自己看起來「正常」。我覺得我像是外星人，學習和模仿當地人的行爲，我耗盡了我的精力。

那個晚上沒有什麼特別之處，我喝了幾近一公升的蘇格蘭威士忌和服用一把的valium（鎮靜劑）。這似乎是很自然地發生，但是自殺計畫是長時間滲透進來的，或許是從我第一次替我母親叫救護車時就已開始。

幾年前我割腕過一次，但那是一個失敗的作品，我知道我絕不會再一次那樣子嘗試。我當時的計畫是割雙腕以加速過程，但是當我看到血液從第一次切割的手腕流出來時，我投降了。它令我噁心。毫不誇張。在我能阻止自己之前，我在浴室裡亂了手腳，試圖應付嘔吐和流血，慌張地又想要清洗白色瓷磚的地面。我如此地惶恐不安，大約經過一分鐘後，我才發現我需要優先包紮我的手腕；然而，我又覺得維持浴室的乾淨似乎是最緊急的事。顯然，我不介意我男朋友回家時發現我血跡斑斑的屍體，但是如果讓他發現我企圖自殺，失敗，而且把我們的浴室搞得七凌八落，而把我踢出家門，那才會令我感到羞愧。

在包紮好我的手腕後，我刷牙，用力擦洗浴室，以及清洗沾有血跡的毛巾。當我男朋友回家時，問起我手腕上繃帶的事情，我說我煮東西的時候被燙傷了。「妳看，」他說，「妳是不是很幸運有這樣的男朋友，他把急救包準備齊全？」我同意，我是如此、如此地幸運。但是我也知道，我將會再一次嘗試自殺，而且知道我首選的武器將是藥丸和酒精，而不是尖銳的物件。我始終認爲那一次自殺未遂的情節較像是我母親故事的重新上演，而不是認真的自殺企圖。

這一次，我從好萊塢電影學到了榜樣，我將會吞下過多的藥丸，服用過多的烈酒，昏沉沉地睡著，不再醒過來，完成了，就這樣死了。但是我發現，殺死健康的身體不是一件容易的事情。除了發生過喝酒後的失去記憶、持久不退的宿醉，以及臨床憂鬱外，我基本上相當健康。如果沒有經過一番對抗，我的身體不會輕易倒下。

我買了一公升的Glenlivet威士忌，我最喜歡的單一麥芽酒。一般來說，我會買最便宜的蘇格蘭威士忌，我過去能夠忍受這個品牌的烈酒是因爲我要讓我的金錢發揮最高價值，但是我認爲我的「最後一飲」應該有更好的貨色陪伴。大約喝了半瓶酒之後，我吞了一把valium。那是一九八〇年代，每個人都有valium。

這不是演習，我沒有意圖要打電話求救。那時我不相信死後還會有來生，也不期待死後會上天堂享樂。我認爲死了就是一了百了，什麼都沒有。那就是我想要的，我願意殺死自己來達成目標。在我服用藥丸後，我躺在床上，下面墊著毛巾，因爲我讀到過，當人死的時候，括約肌和尿道會鬆開。不管是誰發現我的身體，我希望它較容易清洗。

我知道關鍵之處是讓所有藥丸和酒精保存在身體內。如果我受過更多「心靈—身體」的控制訓練，那可能已經奏效。身爲一位暴飲暴食的酒徒，我在嘔吐方面是一個專家。但是這一次有些不同。我的身體強烈排斥valium和威士忌令人不快的混合。我幾乎趕不到浴室就要吐出來。我想，哦，該死！我不會死於過量服藥，我會死於嘔吐窒息！

那時候我開始眞正恐慌起來，我已經吞下所有藥丸，沒有第二次機會了。我已吐出太多東西，看起來還留在我體內的東西可能不足以殺死我。如果我最終產生某種器官或頭腦的損傷，使得我必須接上維生的機器，身體癱瘓而仍然有意識，那麼我該怎麼辦？我會活著但甚至更爲一團糟？我知道我必須起身趕到醫院。

我開始積極地試著拯救我的生命。試圖謀殺自己遠比我原先預期的更爲痛苦。我腦袋中的聲音像是有五十架噴射機同時起飛，強烈的咆哮感覺像是一種身體襲擊，許多微小的電擊在我的肌肉和神經中爆發。這不是我原先設想的漸進地麻木，然後飄向虛無的死亡。它很痛，眞的很痛。

我開始感到有幾分夢幻而脫離凡間，但是又害怕如果我睡著，我醒過來時會發現自己以某種恐怖的方式殘疾而失能。在我叫了一部計程車後，我吐出更多東西。我希望在計程車抵達前，我能夠完成催吐。你可以理解，計程車司機不喜歡有人在他們的車子裡吐。如果他們甚至「想到」你可能會，他們就會把你趕下車。

計程車抵達了。就在我們開上路後，我發現我沒有現金。那是還沒有ＡＴＭ提款卡的年代。我有支票，但是司機不接受支票。

他提議送我到調派中心，看看夜班的經理是否願意拿現金換我的支票，很親切的傢伙。我們開到了所有計程車排班的地方，那地方看起來就像是電視劇「計程車」的場景。夜班經理有一點不太情願，但是我看起來像是「這麼美好的女孩」，他讓我用支票兌換現金，所以我就能支付計程車費用。

這位好心的司機讓我重回他的車子，即使在前往調派中心的途中，我一度要求他停車，以便我在路旁又吐了一些。他感謝我沒有吐在他車內，他說：「如果妳需要再一次停車，請告訴我。」我請他在靠近舊金山綜合醫院的地方放我下車，我打算自己走進急診室。我不想讓司機知道我是去哪裡，或爲了什麼事情。

接下來很多事情有點模糊，因爲一旦到了醫院，我就可以放手，聽任仍然在我體內活躍的藥物及酒精的效應。像是我讀過的一個故事，一個傢伙在他頭部貫穿一根釘子後，他仍然開車好幾英里。我保持我的意識，直到我知道有人能夠接手。在我的記憶中，我被扶上推床，然後翻坐成輪椅。我記得有人推著我四處走動，問我一些問題，但那些事情像是發生在遙遠的地方。我腦袋中有強烈的咆哮聲，使得我難以聽懂他們正在說些什麼，但是我試著支援及合作。我很確信的是，我又吐了一些。

有人給我喝一些令人噁心的東西，我後來知道那是活化木炭，用意在吸收任何剩餘的毒素。經過另一些人的觀察和發問問題後，有人帶我到心理門診，我在那裡等了又等。對舊金山絕望的人來說，那是一個忙碌的夜晚。

當輪到我的時候，我跟值班的實習醫生會談，很顯然地，我是死不了。這表示我僅有幾個鐘頭的時間打點我自己，等天亮後回去上班。我騰不出時間留在醫院接受觀察，代號51／50，意思是這個人被認爲會對自己或他人造成危害，因此將會被留置在精神病房中七十二小時。我知道如果發生這種情形，我的工作絕對保不住。不僅我負擔不起收入的中斷，我知道我已經沒有剩餘的精力和專注力以尋找新的工作及進行面談。

我的任務變成說服這位疲勞、過度加班、薪水不多的精神科門診實習醫生，表示我的過量服藥儘管不全然是一次純屬意外的事件，但它也不是嚴重的企圖自殺的事件，而我現在不會，將來也絕不會再度地危害自己或他人。

我在舊金山自殺預防熱線接受過志工的訓練，我這時候努力想起我所學習關於建立融洽關係和使用同理心的每一件事情。我也設法記起我從朋友那裡聽到的每一件事情，他們擔任過精神中心的門診實習醫生。我對自己還活著表示感激，也對所有協助拯救我的人們表示感謝，而且也對自己引起每個人的不便及關心表達歉意。

是的，我對實習醫生保證，我會立即打電話給我的心理治療師，而且確定我會馬上見她。我把我的表演技巧及才華發揮得淋漓盡致。

我不僅使得自己免於被列為代號51／50，我最終還為這位實習醫生提供一些建議。她過度勞累，太多的病人使得她窮於應付，她也對醫院所供應的不良設備和不充分治療感到氣餒，她甚至懷疑是否有人眞正得到援助。她還懷疑她是否選錯了職業。我仔細地聆聽她的故事，對她保證她有幫助到人們，因為她就幫助了我。她簽了我的出院單，我們擁抱，然後說再見。

然後我搭公車從舊金山綜合醫院精神科回家，洗澡，好幾次用力刷牙，以確保沒有任何木炭味的殘留。我換上我在商業區上班的公司服裝，而且提前抵達公司。我從來沒有告訴我的治療師關於那個夜晚的事情。

那個夜晚也已經是三十年前的事情了。

自此之後，我再也沒有發生過過量服藥或刀片自殘的事件。在那個前往急診室的夜晚之後，幾乎整整一年中，我保持清醒，不再碰酒，而且開始每天學習如何拯救自己的生命。

但這並不是一個從此就快樂生活的故事。

我的憂鬱症仍然斷斷續續地發作。去年，我就發作過一次，它悄悄而緩慢地來臨，我幾乎沒有察覺我已深陷其中，直到我發現我打算了斷自己。隨著我正在整理一些細節，確認一切都已準備妥當時，我內在的監視者，那是我多年來的靜坐冥想訓練所養成的，突然醒過來，啓動了警鈴。我發現我正處於憂鬱症的循環期，而這次的自殺計畫（似乎顯得合情合理，而且是很好的解決之道）是疾病在作祟，不是指導。

我已經跟這個疾病相處很長的時間。這些年來，我已經發展出許多技巧、行爲及聯絡網，也開發了一套因應策略，使得它較容易管理。看起來我將需要花費更多時間以改變洞穴內黑暗的陰影。我需要進行有規律的精神鍛練，也需要社區的支援。結交我能夠信任的朋友。養狗也有莫大益處。

我仍然感到絕望，沒有活力，逼近我意識的邊緣。有時候，單單打開我的電子信箱也會有危險。依據我的信箱內容，我有許多任務需要執行，我需要阻止開採石油；我需要拯救鮭魚、鯨魚、海豚、野狼，以及好幾百種動物；我需要阻止地球暖化、找尋所有失蹤的孩童，以及治癒伊波拉病毒。

看起來有可能發生的每一件事情現在正在一些地方發生，所以我審慎地選擇我專注的對象。我已經訓練自己儘可能地把我的注意力放在一些美麗、善良及精神昂揚的事情上。我利用一些我關愛的東西、我能夠貢獻的東西來滋潤我的心靈，而且放手我不能夠控制的東西，這是一生的功課。

殘暴和混亂將會再度綁架我的思想。我可能感受它的來臨，或它可能會在暗中突襲我。我有想過小狗和小貓，但發現我不是想像牠們可愛、毛茸茸的臉孔和迷人的姿態，我的心思反而縈繞在有好幾千隻的狗，因爲主人的棄養而死在路旁。我將會感受牠們的惶恐和混淆，彷彿那是發生在我身上。那種思潮不斷擴大，涵蓋了野狼被汽車撞死，或有人搭著小型飛機對牠們掃射；海牛受到驚嚇而傷殘；淹死的北極熊；無家可歸的孩童。我沒有外出走走爲美麗的樹木與雲彩拍一些照片，我反而因爲哀傷熱帶雨林的破壞而癱瘓下來。

憂鬱假裝它能夠預測未來，堅持我將會永遠感到絕望及羞愧。它假裝比我最好的朋友還更認識我；在關於事情的眞正本質上，它告訴我仇恨的謊言。當它再一次發生時，那些訊息似乎將會非常眞實。然後，我將會試著保持清醒，利用我的技巧，倚賴我的人際網路，然後等待它的過去。

現在眞正不同的是，當我的情緒變壞時，我不再需要隱藏。在越來越多的地方，當有人問起「妳好嗎？」時，我會自在地說出眞相。隨著更多的我們「現身」，我不斷被提醒，我不僅不孤單，我還有一些眞正美好的同伴。

28 四十四階

KATHRYN ROUNTREE

自從我失去死於癌症的弟弟，至今還不到六個月。對於住在這個沒有他的世界中，我仍然感到陌生。

麥克是我的弟弟，我唯一的弟弟。他是我的玩伴、天竺鼠、知己，以及有時候是重大的疼痛，如所有弟弟都可能會是那樣。

有一次，當我們還很小時，而且正如小孩般地鬥嘴時，我告訴他，他是領養的。他哭了又哭，直到我最後退讓，拉著他到鏡子前指給他看，我們有同樣綠色的眼睛，同樣波浪狀的棕色頭髮，以及同樣歪曲的門牙，說明我們是不折不扣的姐弟。

我們有不尋常的童年，這是保守的說法，我們的故事可以拍成電視上的電影：父親離家出走，未曾留下地址。母親獨自一人在紐約市扶養三個小孩。家裡最小的男孩在四歲時就在外百老匯音樂劇中被安插一個角色，成爲一位童星，而且是家庭中唯一養家糊口的人。十五年後，母親看到父親出現在「不可能的任務」電視影集中。最後他們再度結婚，這是眞實故事。

麥克長大後拿到獎學金就讀戲劇學校。他極爲英俊，有著翡翠般的綠色眼睛，他的微笑足以吸引每一個人。他女朋友的名單一長串，有時候會發生重疊。他開始繪畫，然後就成爲一位藝術家。他打棒球，就像「名人堂」球星那般傑出。他是一個熱心的業餘魔術師，他的風趣經常令人捧腹大笑。

仍然，他的故事有許多邊緣之處。他的生命就像是一塊稜鏡，具有各種光芒，在不同時刻發射驚人的美麗和深不可測的黑暗。憂鬱糾纏他大部分的生命，惡意地攔阻他試圖完成的每一件事。這是起始於當他九歲大時，那時候他告訴我們，他感覺像是有一股黑雲籠罩著他，他的情緒不可預測，經常顯得躁狂。但是他也對處於困境的人展現他的良善之處，而如果有動物承受疼痛或傷害，他經常會掉下眼淚。

我將會做任何事情以協助我的弟弟，長途跋涉爲他打氣加油，跟惡龍決鬥，爬過泥漿，對決從沒敗過的敵人，但是這敵人是憂鬱，它是殘酷無情的。

憂鬱是一個儒夫，它躲在我弟弟沒有防備的背後；躲在他憤怒和冷漠的背後。憂鬱也促使我的弟弟成爲酒鬼。這兩個令人軟弱的疾病勒住了他，緩慢地殺害他，捉住他當作人質，使得他遠離家人。

憂鬱偷走了他身爲兒子、弟弟、叔叔及男朋友的能力。每次他接近快樂，憂鬱就悄悄出現把他擊倒在地。它沉重地打擊他，使得他筋疲力盡，最後只好放棄每一個人和每一件事。憂鬱爲他加上鐐銬，但是他沒有被打敗。勇氣成爲他的盾牌，對抗黑暗武士。他會從公寓溜出來，穿過在路上疾行的一大群紐約客，來到公園跟我見面，我們坐在球場的長凳上，有說有笑，觀看我們喜愛的棒球賽。他像是一隻不死鳥，從沒有光亮或生命的黑洞中出現，努力走回快樂的軌道。

麥克使得他身邊的每一個人歡笑，他會變一些魔術，他關心小朋友，以及洋基棒球隊。他的套房中有一個小型廚房，他會煮一鍋子的料理，每咬一口都洋溢著五星級美食的味道。

就我所能記得的那麼久，每個星期天下午，我會打電話給我在紐約的弟弟，我們在電話上聊一些這個星期的事情，以及我們的生活。他沒有結婚，也沒有小孩，所以一個星期又一個星期，我會聽到他身邊又換了另一些人，他開始工作又失去工作，以及他的一些新穎想法，如果他發明出來，將會使得他成爲百萬富翁。

當他掉入酒癮的深淵時，混合著一些憂鬱和少許的自我憎恨，他的生活似乎中斷了。我會打電話給他，留下焦急的電話留言：「麥克，我很擔心你。請你打電話給我，否則我會打電話給九一一。」

我一次又一次地提出威脅，預料房東會不會打來電話，通知我他已發現麥克死在公寓裡。我作過這項最壞的打算，而這種情節多年來一再地上演。每一次當我覺得這一次是結束了，我的電話就會響起，而他出現在電話的另一端。「嗨，妳在忙什麼？」他會這樣問我，好像沒有什麼不尋常的事發生，而我突然能夠再度鬆了一口氣。

經過這些驚嚇後，我試著逐漸接受這個不幸的事實。有一天，憂鬱最終將會無理地壓垮他的靈魂，他將會永遠地走了。但是我不斷發誓要為他戰鬥到底，我不容許這個怪物帶走 我的弟弟。當我覺得他有危險的時候，我要求他跟我保持通話，假如有必要的話就交談整個晚上，僅是為了當惡魔似乎很強壯，而他的意志很薄弱時，我能拋出一條救命繩讓他握住。結果後來發現，憂鬱不是他必須面對的唯一敵人。

我們例行在星期天下午通話的這通電話打來了，他聽起來有些壓力和心煩意亂。我問他有什麼不對勁的地方，他說他一直有點肚子疼痛，他猜想是食物中毒。我鼓勵他去看醫生，他沒有保險，最後只好前往急診室。

這份疼痛最後被診斷出是大腸癌第四期。在我尚未訂好機票飛到紐約之前，他就進入了手術室。他一大部分的大腸被切除，連同在腹部開了一個洞以連接人工肛門的袋子。他一個人在陌生的醫院病房中醒過來，他們對他說，他可能還有兩年可以存活。

當他告訴我時，我受到重重一擊，不肯置信、震撼、否認，以及身體完全癱軟下來，但是他似乎不當一回事，冷靜地接受這個事實。至少那是我最初的想法。他的世界、我們的世界在無盡治療的重壓下支離破碎，無法忍受的疼痛，以及在他生命最後幾年、幾個月、幾天中不斷存在的倒數計時。

我弟弟的套房位在曼哈頓八五街第二大道上，登上他在三樓的套房要走四十四階的階梯。他現在必須爬上這些階梯，但是隨著日子他逐漸虛弱。他住在同一棟公寓幾乎三十年了，牆壁上掛滿他的藝術品。他用蠟筆繪畫，畫一些美麗的海景、明亮的綠色和金黃色樹木夾道的散步小路，以及紐約的一些市景。他也摹臨一些立體3D的卡通人物，卜派和奧利薇，極爲細膩。在圖畫中，卜派打敗布魯特，爭取到他的女友奧利薇的歡心。

當我第一次從我在新墨西哥州的家來到紐約照顧他時，我爬上那階梯，上氣不接下氣，我很好奇在經過那麼令人軟弱的手術後，他究竟如何還有力氣登上這些階梯。四十四階上樓，四十四階下樓，不論是爲了什麼目的。

在接下來的幾年中，我住在兩個世界裡。在某一療程後，我來回地在兩地飛行以照顧他。假如他處於危急狀況，我拋下正在渡假之際的家人。我拖著自己的身子上下這四十四階的樓梯，好奇他究竟會待在他的公寓中多久，我希望我能說服他，搬到新墨西哥州跟我住在一起，我才方便就近照顧他。

在接下來的兩年中，他振作精神，但是身體衰弱下來，有時候他安靜不語，但過不了多久，我們又會聊上好幾個鐘頭。看起來對抗癌症似乎使他爲自己的憂鬱找到了藉口。現在，當低落的心情吞沒他的時候，他怪罪癌症，而不是怪罪他自己。

最後，他搬到了遠離紐約市的一所安寧中心，對於一個一生從不曾離開城市的傢伙來說，那像是住在另一個星球上。

麥克開始時是一個完全的無賴，他對職員亂發了幾回的脾氣。他仍然足夠強壯而會從後門溜出去，走路到小鎮。隨著他來回安寧中心之際，他經常在路上遇到鹿。他有時候會試著搭便車，他請求停在安寧中心前的一位救護車司機讓他搭個便車，那傢伙看著他，像是看到一個神經病，而或許他是，僅是一點點。

他不能理解，他只剩下一點點時間，爲什麼每個人還想要攔阻他做他想要做的事情。他不想讓癌症、醫生、附設警鈴的大門，或甚至死亡來決定他如何度過他僅剩餘幾個月的時光。

我很幸運在他生命的最後兩個星期陪他度過。我們相處的時光是苦樂參半。我們最後共同面對他的處境的現實性，不再假裝康復是有可能的。我們知道結局接近了。在那最後幾天中，我們的舉動像是再度回到小孩那般，我們對童年以來互相說過的一些笑話笑個不停，觀賞我們喜歡的電視節目，而且舔著葡萄冰棒。

很幸運地那時候是春天，洋基隊正在比賽。他愛洋基隊，這曾經好幾次把他帶出憂鬱狀態，而現在，如此接近結局，觀看電視上的棒球賽使我們兩人覺得像是：那僅是另一次正常的星期六下午。

他跟我爭執刮鬍子的事情。「我可以自己刮。」他說著，而且從我手中拿走刮鬍刀。他很確信他仍然可以使用這種直條式刮鬍刀，而我擔心他沒有力氣的手會讓刮鬍刀滑落，不慎劃傷他的臉頰。我請求他讓我幫忙，但是頑固和自主戰勝了，所以我讓他自己刮鬍子，心理想著他會不會需要縫上幾針。

當疼痛變得更爲劇烈，而甚至洋基球賽也無法轉移他的注意力時，他將會壓下按鈕以釋放嗎啡到他體內，然後他將會飄離我，進入一個深沉、違背自然的睡眠中，而我將會失去那些跟他相處的珍貴剎那。

我們對彼此說的最後一句話是「我愛你。」在每一件事情結束時，我猜想那是任何人所能對生命要求的最好東西，不論發生什麼事。「我愛你。」

我愛你，麥克。

29 被告知要真誠對己

我是虛弱的
易曲折的
不像神
主人
　發號司令的聲音……

我會垮下來
當時間到了，要站起來
　只是少了脊椎。
我會走這條常走的路

JENNA STONE

然而仍然絆住了
我的雙腳。

我盯著我的後照鏡開車
卻撞上就在我前方的校車。

我在自我憐憫的池子裡游泳。
羞愧我是誰
　我過去是誰
　　我一直沒有成為誰
　　　而且永遠不會。

對我講話。
我會聽。
而且會改變
　我的話語
我的聲音

我的想法
直到……
它們是你的。

我是一個說謊的人
一個懦夫
一個小偷
躲在腫瘤裡
屬於一個眞實的人。
我是一個驚奇箱
有牙齒和頭髮
等著被注意
最後跳出來。
我被抓出來，是被

救世主
醫生
任何最後發覺我的人。
你想要我眞誠對己？
要慢下來？
幹！

我甚至不再知道那個女孩。

我旅行
並且躲藏，顫抖，
在沾有精液的床墊下面
丟棄在洗滌的衣物
由快樂結婚的政客。

寒冷
使我忘記
熱
是我想要的。

而在最後
僅僅就是這個：
一張紙
還有這些字。

我今天醒過來
不怎麼確定
是否我的眼睛已經大大地張開
或還是緊緊地閉著。

什麼時候會停止這生命
然後開始是

一個沒有痛苦的
　僅是
　　存在？

給我嗎啡
　海洛因
　迷幻藥
反對生活的……

這房間在旋轉
而我躺著被鍊在
硬梆梆的地上
裡面有謊言
　汗液
性慾
　　折磨。

失望。
背叛。
虐待。

我已經受夠了。
我現在是獨自一人。

沒有任何東西在這裡
留下來救我。

我什麼都沒有
擁有空虛
而且將會是微不足道的人。

迷失和放棄，
使用過了就遺棄。

如此的邪惡
被猛烈的推進
這個監獄。

一條生產線
是生產空殼子的身體
等待著一個靈魂
被擠到裡面。

眼睛明亮的

希望去征服
一個已經被征服的世界。

什麼是危機？
只有這個：
抱歉
因爲身爲我自己。

30 病毒的告別

MATT EBERT

你是否試過自殺，然而失敗？我發生過。最後一次是很令人發笑的，當我對我的朋友談起這件事，我是帶著開玩笑的口吻。但說眞的，自殺是一件刻骨銘心的事。那個下雨濕滑的西雅圖大橋，毒漆樹和黑莓樹叢，一罐汽油和一個打火機，所有我體內的催眠藥，但事實是這樣，如果不是我已經服用烈酒和藥丸而意識不清的話，我再也不會跌跌撞撞地活下去。

在這之前，好幾次企圖自殺是過量服藥，但是都不奏效。不論我試過多少次，它們從不會不發生差錯，我正處於這句「俏皮話」的狀態。我搖晃不停，所以我射不中。藥丸的劑量沒有較少，橋面也沒有縮小，我撞壞的車子不會從汽車墳場中重新出現，急診室的紅色手環不會在市府的垃圾場中被分解，至於匿名戒毒社團新進成員的圓牌，我把它們串起來做成花環，在戒毒中心的節日期間用來裝飾這可憐的樹木——它們也不會變得更少。當我被踢醒時，我走了三英里，最後抵達一位朋友的後院。我披著我被汽油淋濕的外套，而我做的第一件事情是點燃另一根香菸。

感謝上帝，他們把我扔了出去。感謝上帝，他們還先遞給我一個菸灰缸。

在我的圈子裡，那些長期ＨＩＶ（人類免疫不全病毒）倖存者的自殺率遠高於一般人口。憂鬱症和長期ＨＩＶ經常攜手前進。如果你對你的醫生說：「我在考慮自殺，」你會短暫被送到拘留所，或以我的情形來說，被送到精神病房。但是如果你說：「我要停止服用我的愛滋病藥物，」你會拿到一張病人權益書，一張放棄急救同意書，以及一張空白表格以列出你的所有資產。但願他們將會添加一些州政府贊助的安寧照顧，當作最後的遊戲。

在停止服藥後，我所認識的五個朋友中有二個死於愛滋病，而在過去十年中，他們兩人最先嘗試過自殺，然而他們失敗了。而當他們失敗時——當他們醒過來發現有一個充滿嘔吐物的塑膠袋貼在他們的頸部時，或是因爲止痛藥和benzodiazepines（一種抗焦慮藥物）的錯誤混合而發生嚴重的宿醉時——他們都發現自己寧願死於愛滋病。祈求在那最後的幾天中有人陪在身旁握住你的手。我很擅長照顧垂死的病人，我會爲死者淨身——一種不需要多大抱負就能學來的技術。

我有雙相情緒障礙症（bipolar disorder），第一型，顯現在情感性疾患的快速循環。我感受事物就跟薩西奎哈那（Susquehanna）河流那般地深沉及快速。我的心情改變我——當我心裡受傷時，我的身體也受傷——我有時候彎腰走路，而我的身體痙攣。我從孩童開始就是如此。這些心境：快速循環，高峰和低潮，令人遲鈍及失能的鬱症，欣快及破壞的躁症，或更糟的情況是，兩者同時發生——輕躁症自殺——沒有藥物，沒有治療，什麼都沒有，除了板凳和吊頸的繩子。我伸出我的手——它在顫抖嗎？我有尿得太頻繁嗎？我口渴嗎？自我穩定的萬靈藥避開了妖怪，慫恿了飲用酒類和服用鋰劑（lithium，一種抗精神病藥物，特別是針對躁症狀部分）的致命反應——延長的解放。

沒有接受治療，多年來我只靠自己，沒有接受治療。我服用大量麻醉劑和烈酒來使得自己正常化——直到烈酒和麻醉劑很正常地使我被踢出社會，住進各種機構中。拘留所、監獄、戒毒所、救世軍及醫院病房——那些歲月已離我遠去。我在一個大型的西部城市找到了安慰。我趕赴心理治療的會談就好像我趕赴情人的約會。在這兩、三年中，藥劑和精神醫學拉了我一把，那是我自己無法辦到的，但是沒有什麼東西會永遠有效。雙相情緒障礙症以它的狀況轉移而惡名昭彰，你要不是一輩子都在玩這個遊戲，不然就是你永遠在遊戲之外。在非常眞實的意味上，很少人能在嚴重的精神疾病下存活下來，因爲很少人會從事一生的精神醫療。從病人的角度來看，它是一種脆弱的平衡，而或許是一種不切實際的期待，想像一個有嚴重情緒障礙症和自殺傾向的人將會準時求助於醫生。

我考慮自殺，想要迅速付諸行動。我檢查我的計畫，就像在採購清單中檢查品質不良的物品。不是每個人整天都在想著自殺嗎？我就是那樣。到了二十九歲，當我知道我有愛滋病時，我想要自殺的行動如此強烈，但是我從來沒有嘗試過。從橋上跳下，帶著打火機和一罐汽油，這是十五年後，我從塵封已久自殺計畫的清單中找出來的。雖然我失敗了——我摔倒了，滾進黑莓樹叢中，被樹枝上的天然刺狀物刺得遍體鱗傷，那些外型像鯊魚背鰭的樹刺剛好使我的頭部偏離水泥柱——我的失敗是一個註定的福杯。

我尚未完全理解這份感激，但是我知道一顆漆樹救了我的命，而當有人要求我從花園移走一顆樹時，我猶豫不決。生命改變了，我搬離西部的天際景象，我在那裡受到很棒的治療，我來到薩西奎哈那河流的岸邊（美國東岸），在這裡沒有接受任何治療。離開良好的照顧是一種災難，我再度有自殺的念頭。但是我沒有忘記，而且我將永遠不會忘記，那七次差之毫釐的自殺——一個像是大鐘的罐子，裡面裝滿痲醉劑、止痛藥及benzodiazepines。再加上酒精，混合成爲早餐的奶昔，然後你出發到健身中心。或者，像我的情況，一、兩天之後，你在急診室醒過來，還有一些殘留物在攪拌機裡，救護車在落地窗外頭呼叫著。

一位朋友（他已經死了）曾經對我說，「當他們發明藥丸，一種將能洗掉愛滋病的烙印（不光榮的標誌）的藥丸時，每個人都必然會服用，然而我將只會服用我的愛滋病藥劑。」他不想走上這條路線，所以他退出了。而我後來聽到的是當它停在一條尚未完工的鐵軌上，它想要駛向的車站掛名「愛滋病終點站」（End of AIDS）？這是一列很長的火車，很多人半途就跳車了。這列火車花了三十多年建造，但它尚未抵達最後目的地就停下來，最後目的地是：痊癒。在那個鐵軌抵達不了的地方，我們已經在人跡罕至的景點建造了渡假勝地，我們發現自己置身在沒有水的綠洲，我們爲一些沒有終點的事物慶祝它的結束。我們終於鬆了一口氣，愛滋病就快要結束了，我們沒有察覺愛滋病尚未結束。

從軌道上抬起頭，我看到火車從海市蜃樓中駛過來。這種功能性的療法是爲了使疾病長期下來較易於管理，一種跟愛滋病和平相處的設計。現在是二十一世紀的前十幾年，而愛滋病已經在全世界感染超過四千萬人。我想到一些方式，一個人可以經由愛滋病自殺，其中一種方式是沉默不說出來。另一種方式是置之不顧——從不鑑定風險因素，也不接受檢驗。你可以自己在家裡檢驗，不具名的；你就能知道自己是否感染，而在知道後，保護別人。如果不知道，你是在傷害自己，再延伸下去，你將會重大地影響更多人的生活。

你想要讓一個人使用保險套？把我放在房間中，像一台壞掉的空氣清淨器。我可以嚇唬他，讓他戴上。或許不必談如何推動預防措施，我們應該試著談論殘缺地活著的眞實性，沒有工作選擇，沒有生活積蓄。或許我會累積一疊尚未打開的社會服務信件，我們可以試著找出我最爲害怕的信件，像是其中一封寫著我的處方方案就快要到期失效了，或另一封寫著我不符合資格領取醫療補助。或許我還可以告訴他們，因爲我的疾病和服用毒品，我已多年來沒有性行爲；感謝爲了壓制愛滋病而服用的大量麻醉劑和antiretroviral，我的雄性激素都已經沖到馬桶裡了。我想要告訴那些高風險的人們，他們的生命將會跟藥店連結起來，也會跟傳染病診所連結起來。你可以拋掉你的工作，因爲不論你怎麼想，到了第十年，你將會變得疲乏。你的疲乏將會使你變得更疲乏。不論你知道或不知道，你將會被社會所放逐。而且每次你發生瘀青、皮膚紅疹、頭痛或胃腸不適時，你將會這麼想：這就是嗎？它現在終於來了嗎？

我的焦慮或我的憂鬱沒有緩刑，沒有藥物能夠有效停止這些顫抖——這樣的顫抖不是酒精戒斷或鋰劑所引起。不是，大部分年輕人不會想到他們五十歲或甚至三十歲時，他們想到的是現在——他們現今的約會。我也曾經是個男孩，性是強有力的仙藥，但它會沖淡你的基本常識。直到有痊癒的藥物之前，愛滋病始終坐在那裡，像是床單上一個潮濕的汙點。你將需要躲開它，試著忽略它，或是離開它。

我的許多朋友後來在這場世界性的傳染病中過世，他們死於憂鬱症和這道無法撼動的烙印（汙名化）的圍牆。我們的生命以我無法預期的方式轉移。我非常努力試圖殺死自己，但是不夠努力，我猜想。每年有幾次我會擦拭額頭對自己說：「那眞是千鈞一髮。」但是它從來沒有離開我。就我所牽涉的，自殺眞的沒有意義。自殺未遂會帶來一些無心的惡果，你會衍生一些創傷後的壓力。我不知道我是如何存活下來，我所知道的是我做過。或許那就是我所需要知道的：從那個空洞、被雨水淋濕的大橋和那些過期的藥瓶中繼續走下去。

31 有一天這個痛可能是有用的

JENNIFER PASTILOFF

我覺得好累，我剛剛花了一個星期帶領二十二個女性完成一場瑜珈靜修會。在整個星期中，我們交談、寫作及歡笑，祝賀我們有能力充分開拓自己的生活，也祝賀我們渴望擁有自己的幸福。

我愛我所做的，但也令我筋疲力盡。我清醒而充滿感激，但在這同時我耗盡我的活力。我的工作是激勵他人追求喜悅，但是我也不得不非常注意，在這個時刻，我不只是一位瑜珈老師、一場靜修會和講習會的領導者，以及一位作家，我也是一個憂鬱症患者。

就我所能記得以來，我已受困於憂鬱和焦慮許多年；而在那幾年中，我也是一位厭食症患者。我最爲惡劣的情況發生在二〇〇七年，我極爲絕望，就像是趴在地上和在睡夢中進食那般地絕望。那個時候，我在洛杉磯的一家餐廳當服務生。我在同一家餐廳已經工作了十一年，即使我在那裡相當淒慘。在一些日子中，當我幾乎沒什麼事做時，我會一次又一次地讀我前男友傳來的即時訊息（在那時候仍然很新奇），這些訊息像是：**妳必須發揮妳的才能，妳必須離開餐廳，妳必須有所變動，妳必須決定妳未來想要做什麼！**

好像我不知道我正在沉淪。

好像這一切是我自作自受。

我終於在餐廳後面精神崩潰。那是每個人會去吸根菸的地方，只要擺好了客人所點的食物，而他們看起來正在愉快地享用時。在那個菸槍們的祕密巢穴中，我倚靠在紅磚牆上，然後慢慢地滑到地上。我的胸部上下起伏，絕望地想要呼吸，卻是吸不到空氣。大約一百年過去了，我發現自己被菸屁股圍繞著，好幾百萬個，它們正瞪視著我，帶著它們的菸灰、尼古丁、唇膏印痕，以及沾到地上黏糊糊的鳥糞。或許也有沾到口香糖，但是當你無法呼吸時，你不會去注意氧氣外的任何事情，而氧氣正是我在任何地方都找不到的。

救命啊！我的頭腦告訴我嘴巴喊出來。但是我發不出聲音。

除了一個字。

這個字是「**夠了**」（enough）。

夠了。

受夠了當服務生。受夠了罪惡感。受夠了厭食症。受夠了以睡眠、食物及酒精來麻痺自己。受夠了說我不想要，而沒有說我想要。受夠了跟我不愛的人發生性行爲，或甚至是我非常喜歡的人。受夠了活在過去之中。受夠了爲未來擔憂。受夠了穿六英寸高的鞋子，因爲我覺得太矮表示我不勝任。受夠了自我痛恨。

夠了。

這個字溜了出來，它從西好萊塢的羅伯森大道傳送出去，往下經過所有的商店和交通號誌，而我僅僅在簡短的一秒鐘看到它前進的地方——在我快要看不到它落在穿溜冰鞋的流浪漢的背後之前。

在這個時間點，我終於認清，我要不是沉淪下去，不然就要爲自己游泳，所以我決定服用抗憂鬱的藥物。欣百達（**Cymbalta**）是我發現對我最有效果的藥劑，特別是用於應付強迫性的厭食思想。

藥劑花了一些時間才奏效，但它做到了。大約一年後，我辭掉餐廳的工作。我開始教瑜珈，而且重回我第一個愛人的懷抱：寫作。當我開始分享我的部落格和個人散文，我開發了線上追隨，然後我開始指導生命蛻變講習會，稱爲「啓蒙講習會」，很快地場場客滿，而靜修會遍布全世界！

一切發生得很快——在兩年的過程中，我從提供餐桌服務變成到世界各地旅遊，我出現在《早安美國》的電視節目，而且接受《紐約》雜誌的特別報導。這是我的生命！我找到了成就！很刺激。

但是有一個警訊：我仍然在服藥，而我覺得像是一個詐欺者。我覺得我應該能夠身爲我這一段時間的自己，而且使用我在講習會教導別人的那些工具，不需要借助化學物質。所以經過幾年後，我想時候到了，看看我的憂鬱是否可以被「繞過去」，我也認為我可能想要懷孕。所以在二〇一四年夏天，我停用我的抗憂鬱藥物，而且大約五分鐘後，我就懷孕了。

但是這方面進展不太順利。

懷孕產生的荷爾蒙，再結合停用藥物所造成情緒及頭腦的失常，使得我覺得像是要發瘋了。我時時刻刻感到害怕——甚至在我開始溢血之前，甚至在我獲知這次懷孕是「子宮外孕」之前，意思是受精的卵子沒有著床在子宮內，因此胎兒不能存活。雖然我還是扮著笑臉在紐約、雷諾克斯（麻州）及西雅圖指導講習會。

我極為悲慘，但是我繼續進展下去，對著女性學員微笑，而且提醒她們，生命可以是喜悅而完整的。

我不能確切地指出我在什麼時候博得了「樂觀積極」和「激勵人心」的美譽，但是我可以告訴你，這對我完全是一句諷刺的話。這是我的人生矛盾：我一生的工作是被人請教我如何克服自己的憂鬱及悲傷，但是在某些日子中，我甚至無法刷洗我的牙齒，因為我僅穿著一隻襪子坐在自家門前，身旁放著一袋垃圾，缺乏任何意志移動自己。

但是我正學習的是，這畢竟不是那麼反諷的話，而且處於憂鬱卻同時擁抱喜悅也不是那麼奇怪的事。反而，假裝自己始終完全地滿足才是一則謊言，或者我們相信自己所羨慕的人的完美形象也是一則謊言。當我們渴望他們「完美的生活」之時，在他們關起來的大門後面，他們可能正持著咖啡杯不作聲地哭泣。

對於服用藥物，我不再覺得自己像是一個詐欺者。我終於理解我的成就不是由於藥物，而是來自作爲我自己，眞實的自己，而且說出「我是誰」的眞相。我喜歡說，我在所有我做的事情上持有一個不亂扯的理由。我認爲人們需要這個，這令人精神蓬勃——當社會媒體（以及在瑜珈課程中）施加那麼多完美信念在人們身上之際。

以不同於我以前的方式，我現在願意誠實對待別人。我願意談論手淫及自慰，或是那些藏在我衣櫥底下的東西，或者我如何喝太多紅酒。誠實很重要，因爲它使我們不致於因爲試圖符合別人的期望而落入困境。

誠實很重要，因爲如果我們不肯迎面正視我們的眞相，有一天它們將會回過頭來，以另一些較爲陰險的方式打擊我們。

我已經塑造一個美麗的生命，我愛我現在所做的，但是有時候，特別是最近，我感到過去的憂鬱又回來拉扯我。那是流連不去的哀傷，埋藏在我年輕時失去父親的傷痛的鄰近之處——雖然沒有被對待爲僅是哀悼之情。

哀傷可能出其不意地出現——當我正帶領一個靜修會到哥斯大黎加時，當有一天我正接受盛大的表揚及肯定時，當每一件事情似乎都在蒸蒸日上時。不論多麼地「樂觀積極」，我的處境就像是憂鬱仍然可能來臨。

假如憂鬱是你身體內的一項東西，就像我的情形這般——有些日子，它住到我的喉嚨，而且給我偏頭痛；另一些日子，它使我整天躲在我的公寓中——然後你必須處理它。假裝它不存在，像是說一些肯定的話或在臉書上貼一些快樂的句子，這樣是無濟於事的。爲了開始處理它，我說，讓我們一起談論它。

讓我們談論當你無法動彈時，繼續走下去有多麼困難，當你想要眞正趴下來，低到接近地面，看看你是否能夠聽到它的低鳴，而當你眞的聽到時，你想停留在那裡——所有東西都那般地平坦（索然無味，毫無生趣），完全被壓在地面上。

讓我們談論那種一無是處的空虛感。

讓我們談論爲什麼對一些人來說，面對憂鬱就意味著服用抗憂鬱的藥物。上帝知道，有些人不能有一天停止服藥，不誇張地，一天都不行。而當我現在沒有服藥之時，坦誠地說，我感到我現在比起過去服藥時更爲情緒不穩定。即使在很多停藥的日子中我也活得很好，但假如我的憂鬱再度強烈到不能承受時，我可能會再一次服藥。

我也可能試著駕馭它。（或者，我倒不如把它寫出來。）

頭腦的線路是錯綜複雜的，我們被預先設計去相信的事情也是如此。我知道我們有力量改變我們的思想，而我教導要相信自己、相信我們在這個世界上的存在，以及相信我們四周的那些人，所有激勵我們的東西——所有這些造就了我們想要的生活。而它辦到了。但如果有些時候當我們心情如此低落時，以任何派得上用場的手段尋找愛，而當我們實際上尋求的東西已不存在時，好吧！有時候這份痛不相稱於受到的肯定。

事實是我正在奮鬥。這是眞的。它在我的身體內，或許來自從沒有人知道的時候，來自我的祖先所攜帶，一路傳給我羅馬尼亞的祖母，或我美國原住民的曾曾祖父。

或許它是來自當我父親過世的那個晚上，在我內心留下不可抹滅的傷痕。

我不知道。

但是在我心裡，我一直聽到奧維德（Ovid）的一句話：「要有耐心和堅強，有一天這個痛將會對你有用處。」所以我正試著：我試著保持耐心，我試著保持堅強。我試著想像有一天我將具備更大的眼光來看待我的痛，到時候我將能體會它對我的用處。

我也不停地思考我是誰，而不是隱藏我是誰。我應該分享它：我應該告訴你我正在經歷的東西，充分的眞相。然後，我的痛或許將以某種方式對你也有用處。

32 帶著獵槍搭車

JUDY WHITE

有時候，當我開車時，他會突然出現，坐在前座。

他媽的。我們又來一次。

好啦，至少讓我移動一下我的手提袋。

有時候我大聲喊叫。我終於在我想要他的地方找到他，被禁閉在乘客座上，這樣我就可以對他尖叫，我對於他走了感到多麼惱怒。

通常他會接受我的抱怨，偶爾他會離開。

偶爾，大部分時候，越來越爲頻繁，我告訴他我原諒他。我知道如果我說得夠多遍，最後它將會變成事實。

第二次我們住在一起的時候，第一天我們搬進去，他帶著他爸爸在他十二歲時給他的獵槍，把它放在門廳的櫥櫃裡，當時我站在那裡，瞪大眼睛看著。

「你瘋了嗎？」我說，「如果你把它放在那裡，有一天我或許會用它射殺你。」

他只是笑著。

哈。

通常汽車收音機裡的某首歌會使得他出現，我從來不知道哪一首才會起作用。總是一個驚喜。那是他這死傢伙的力量之一，不知道從哪裡現身，用哀傷朝我的肚子狠狠一擊，伴隨所有一起襲來的情緒。然而他永遠停留在三十五歲，不會起皺紋，愉快的模樣，就像在葬禮上那張大型照片所散發出來的。不像我，一頭銀色的頭髮，等著領老年醫療保險。

莎拉・麥克蓮琪藍（Sarah Mclachlan）的〈我會記得你（你還會記得我嗎？）〉通常會起作用，或是來自琳達・朗絲黛（Linda Ronstadt）的專輯《心像是一個輪子》的任何歌曲——大學時，在我們多次的分手期間，那張唱片的紋路幾乎被磨光了。科技改變了。然而，哀傷是一首永恆的弦律。

所以我坐在這裡，仍然跟我十九歲時愛人的鬼魂在摔角。

那是他這個死傢伙更多的力量。他獲得了最後的定論。你把獵槍放進你的嘴巴，迅速地扣下板機，沒有人來得及回應，沒有人能夠問你爲什麼，沒有人能夠跟你說出來心中的死結，沒有人能夠協助你看出這可能僅是那些瀕臨邊緣時刻中的一次。而再也沒有人有機會試著第三次跟你同居，或許這一次我們會做對。砰！扣下扳機，一切結束了。

所以那枝獵槍在櫥櫃裡。在各種自殺企圖中，只有百分之一是試圖用槍枝轟掉你的腦袋。只有百分之一。但因爲槍枝是這般具有致命性，它有接近百分之九十的成功率——在所有「成功」自殺的人們中，遠超過半數是採用射殺自己這種立即的方法。畢竟，你不能從胃裡把子彈清洗出來。槍枝也使得自殺是極爲衝動的行爲。不必再花費好幾天、好幾個星期或好幾年沉思這樣的舉動，對於百分之七十試圖以槍枝自殺而竟然存活下來的人們來說，他們表示他們的考慮時間不到一個鐘頭。百分之二十四的人只花了五分鐘就扣下扳機。

哎呀！告訴我，在任何時刻瀕臨邊緣時，我們莫非不是都擁有這五分鐘嘛！

這也可以解釋爲什麼他把臥室的門打開，以便他養的狗可以發現他。他很喜歡這隻狗，以往經常使得我嫉妒。警察發現「瑞斯」（狗名）獨自在房子裡狂叫，臥室的門是開著的。整個過程就是這一部分最讓我想不通，但也是這一部分最終使我了解這種絕望的精神苦悶，他心中必然有一個恐怖的黑洞才會對這隻黃色的拉布拉多犬做這種事。甚至不先關上他臥室的門。完全而徹底地瀕臨邊緣，但願只有五分鐘。

我知道我們十五年來的荒謬，他的決定造成他的情緒動盪不安，再混合所有其他事情，使得他處於知覺的監獄，察覺不到其他的抉擇。這使得我們兩人發瘋，我們在眞實世界中無法長久地維持我們熱烈的愛情。然後，砰！扣下扳機，他做了這件事，在我最後嫁給另一個人的六個星期後（這是我第一次的婚姻，你可以猜得出，這次婚姻註定失敗。）大部分的時間，我拒絕對之感到罪惡。在我頭腦中，我知道我不能把他人絕望的選擇怪罪於我自己。但是自殺是一個眞空吸塵器，當你在殘骸之中過濾線索時，它無止境地把你連同你的罪惡感一起吸進去。

「在關於你一生的電影中，誰會演你？」我曾經問過，這是兩性關係的遊戲中很傳統的問題之一。

「Bruce Dern，」他說。「你知道，在《歸途》電影中的Bruce Dern。」

Bruce Dern？Bruce Dern？我倒希望主角是James Garner，他演過《the Rockford Files》這部電影。

「你一點也不像Bruce Dern！你是說在電影的結局走進海裡而自殺的那個傢伙？」

「是的。」

很大的線索。

自殺留下了長長的記憶——一種錯綜複雜的哀傷，他們如此稱呼。它是思想的強暴，一種完全感官上的強暴。

我的第一個自殺個案是我們的隔壁鄰居，當時我十四歲。他十七歲，風趣、英俊而聰明。顯然，雖然肉眼看不出來，他非常非常地哀傷。他吞下一些藥丸，把塑膠袋套在他的頭上，而當我姐姐的最好朋友不斷打電話給他時，他不接電話。所以她前去找他，發現了他，她跑到街上，用盡她的肺活量喊叫。我姐姐跑向她，兩人都被哀痛吞噬了。我現在仍然可以聽到她們的尖叫。我母親隨後趕來，撕破塑膠袋，俯身下去，開始吹氣到他嘴裡。我站在她旁邊看著，聽著空氣在他失去機能的肺部進出之難以形容的聲音，一絲絲的青綠色已經出現在他的髮際，很明顯一切都太遲了，但是在救護車抵達之前，她始終不肯放棄。我現在也仍然能夠聽到那聲音。我的第二個和第三個自殺個案都沒有成功，一個室友我叫不醒她，她的胃部所幸來得及接上幫浦；然後是一個前男友在吞下藥丸後打電話給我，而我必須掛斷他的電話，以便撥電話給救護中心，他最後得救了。

沒有人會知道任何人的心。

我認識死亡，「正規」的死亡。我父母很早就決定讓我們小孩子接觸死亡，以便拆除死亡的引線。他們帶我們參加打開棺廓的守靈儀式（指葬禮前的徹夜守靈），甚至是我們不太熟的人，或我們完全不熟的人。我們有一半愛爾蘭血統，在守靈之夜，除了飲泣外，它經常也充滿笑聲，伴隨著烈酒、講故事及一些極為幽默的笑話。我們對死亡感到安心，在某種程度上。這是一件好事情，我猜想，一種準備。我父親太年輕就死於跟戰爭有關的心臟病，我姐姐在更年輕時就死於腦瘤。他們兩人的死亡都拖延一陣子，這使得我們這些留下來的人有一種事情了結的感覺，甚至是安慰，而我們學會整合那些令人痛心的失落，繼續走上我們的生命。

但是自殺沒有了結。它是錯綜複雜的，帶有平常的哀傷及追悼，混合突然死亡的震撼，再覆蓋好幾層的罪惡感、創傷後壓力症候群、汙名及試圖揣測為什麼，還可能受到繼之而來或原先進行中的憂鬱的襲擊。你會憤怒及責備這個人偷走了你愛的人。你不會輕易地「饒恕他」。沒有了結。你最多只能稀釋它的強度，學習把那個笨拙、起褶皺的降落傘收回不可能再小的背包中，然而總是有一些布片不聽使喚。

我對他憤怒不已，當他母親要求我建議在葬禮上應該念些什麼時，我給了她一首，我知道是他所厭惡的詩。

不是我不理解憂鬱，我知道從低落到高昂的傾斜，反覆不停。我經常受吸引於有一樣行事作風的人，互相吸引，或許是一種相濡以沫。我不知道什麼時候我們不再稱它爲「躁鬱症」（manic-depression），改爲雙相情緒障礙症（bipolar disorder），這是一種語言的損失，因爲不尋常的高昂及低落才眞正描述了躁鬱症的情況，這一類事情在我愛爾蘭這邊的家族中流傳。

我知道想死的念頭，我知道想要痛苦滾開的念頭，你會採取任何方法使它發生。當你覺得任何事情都勝過這種處境時，你將會不擇手段，酒精、性、藥物，以及任何使你完全麻木或逃避的東西。這像是使用鐵鎚敲打你的大拇指，這樣你就不再會想到你精神上的痛苦。但這只是對付絕望暫時的措施，它絕不是一勞永逸的解決之道。我知道自殺對留下來的人的影響，這份認識使我不止一次安全地遠離死亡的邊緣。但是它不是保證。任何人的自殺是一種思想的強暴，特別是你熟識的人，你與他尚未結束關係的人，這使你遠比正常情況更常想到自殺，它成爲一個恐怖的、可行的選項。

從前，在一個完美的夏季日子，一個男孩和一個女孩光著腳走在一處完美的沙灘上，編造關於他們童話般的故事，跌入彼此的靈魂之中。那個下午，我所留下的只有一塊我在沙灘上發現的海玻璃。這是一塊圓滑而翻滾的漂亮東西，具有靛藍色的光影，你似乎可以看透它，但不是完全地透光。當我想要接觸過去時，我拾起它，用手指撫弄它表面上的一點點瑕疵，一個神奇的時光機器。我的記憶很差勁——只要問我的妹妹，她無法相信我已經隨著時間而忘記那麼多細節，她會負責爲我記起我們童年的所有故事。但是我生活中也有一些時光是不可磨滅地蝕刻我的存在，它們會立即傳送給我精確而完美的回憶，關於我那時候的感受，我至今仍有的感受。我不完全清楚回到那些時光的那個人是誰，但我確實欽佩她不顧一切的愛。

我開始穿戴那種海玻璃的顏色，相當適合我，他稱之爲「茱迪藍」（judyblue）。那是一個常被談及的笑話。經過這些年後，我穿上那種顏色仍然看起來不錯，很搭配我的銀色頭髮。甚至現在，有時候當我看到那種色調時，沒有意識到爲什麼，我的心會停下來，許多苦悶湧上來，落在我的胸膛上，就像他正坐在車子的前座，端著獵槍。

隨著年齡漸長，我們實際上變得越來越聰明，我們的因應機制也隨之增進，我們變得不一樣，更經得起風吹雨打。一般來說，高昂會變得低一些，但是低落會變得高一些。現代藥物可以提供協助，其他人也幫得上忙，你也可以學習幫助你自己。大部分的自殺、企圖自殺及自殺念頭是出自三十五歲以下的人們，這些人再也沒有機會看到典範轉移（paradigms shift），許多東西會度過、改變，及轉型爲可以承受的東西、美好的東西或甚至消失。或者情形不是這樣，或許一些極爲可怕的事情始終在任何年齡妨礙你的生活，因爲任何事情可能在任何時刻發生在任何人身上。每一個人都會受傷。有時候你試著不讓自己絕望或哀傷，但這樣的精神負荷基於很多原因可能引起你的痛苦，或者使你無法符合你認爲別人對你的期望，或你可能試著始終使得每個人發笑，就像那個殞落的慧星羅賓．威廉斯（知名的諧星，於二〇一四年自殺）——直到超過了它應有的份際。或者完全沒有理由，你頭腦的化學成分製造了絕大的混亂。所有你需要的就是越過死亡邊緣的五分鐘。然而，哦！你錯過了太多未來會發生的事情。

他將會愛上網際網路（Internet）和愛爾蘭，而且知道我寫了一部電影。

不論以哪一種方式，渴望（思慕）會令人疲憊不堪。當過去的影像是不好的畫面時，記憶會折磨人，這個時候你會樂於被射殺，但是那個畫面會在不預期的時候帶著不預期的痛苦回來傷害你，直到你的渴望不再存在。但是記憶也會折磨你，甚至當重現的是美好的畫面時，因為你可能過度強烈或過度長久地渴望那些時光的重返，想要媲美那個時光，或甚至超越它。我一生中將會追悼那些熱情而完整的時光，但願是在廣泛隔開的時段中。時間不會治癒心理的傷痛，它只是使得傷痛之間的距離拉得越來越長。

所以，因應機制，我的手法是幽默。因為生活仍然有許多樂趣，即使是在失落和哀傷之際，假如你能讓它發生的話。有時候，哈哈大笑是一種工具，可以推動我走出悲傷。即使當我不覺得喜歡它時，因為甚至偽裝的縱聲大笑已被發現可以改變你頭腦的化學成分，這是一種體內的藥學，經證明有助於減低疼痛，或至少提高你疼痛的門檻——它之所以起作用是因為提升令人愉悅的腦內啡（endorphins，體內分泌的一種化學物質，它的功能有如嗎啡，身體受傷時會產生止痛作用），降低壓力荷爾蒙，讓你全身充滿氧氣，甚至直抵每一個細胞。愛因斯坦有一句名言，你不可能解決一個問題，如果你是跟那個問題站在同一個意識平面的話。所以當我記得捧腹大笑、當我能夠開懷大笑時，我就打破了哀傷的接力。我起始不相信這個論點，但是它最終讓我達到一個不同的平面，離開了憂鬱。

我們為記憶染上色彩，這不是一種微調的能力，我們粗略地使用臘筆，在它的輪廓之外塗上顏色，或只是在它的內部添加幾筆，通常是使用折斷的、用舊了的、溶掉的及沒有削尖的蠟筆，我們爲記憶添加色彩，就像是我們的生活需要依靠它。我們所擁有的就是我們的色彩，以及選擇色調的能力。

有了那些色彩，我就可以重新修訂他的自殺事件。即使他似乎留下了最後的話語，最終的決定權在我手上。我仍然在這裡，我能夠重寫所發生的事情，使它偏向我心中的內容，試著使它更具秩序，以我挑選的色調爲它添上色彩（不論多麼地不適切），改變它的光影——當我需要時，當我想要時，當我能夠時。因爲我能夠控制的唯一事情是，我如何選擇加以回應，雖然我必須記住它，一次一次又一次。

有時候，當他坐在前座時，出其不意地，我說了一個笑話。

敲敲。

誰在那裡？

布。

布是誰？

就是布，你笨蛋。你是一隻鬼。

而有時候，許久一次，這樣的複雜狀況消退，我的記憶是單純而清澈的，不再紛亂，而所有我記得的就是愛。

然後補上色彩，茱迪藍。

33 度過螺旋而生存下來

REGINA ANAVY

想像一個直立的螺旋體，你位於頂端，按照你往常的樣子過日子。一種思想忽然闖進來，一瞬間的懷疑、罪惡感或自責。你的精神降低，你往下移動，移到螺旋的下一階。隨著你的心思轉向內部，你的思想變得更爲壓縮，你的選擇似乎狹窄。你的腦海突然閃現你過去所犯下每一個錯誤的鮮明細節：衝動之下所說出來惡意的字眼，你無法再吞回去；你無法抹消衝動的舉止。你開始執迷於一些已經遠離的關係——當然，一切都是你的過失。你不一定總是完美的小孩，完美的手足，完美的員工、愛人或朋友。哦，這些都是你已經犯下的錯誤。你的生命是一個大錯誤，從你出生那一刻就是如此。你螺旋狀地掉落下來，掉進你生命的責備和羞愧中。

就我有記憶以來，這個憂鬱的負面回饋環是我精神上熟悉的一部分。通常，我會找到回來的路，再度登上這個螺旋體的頂端。然而，在一九七一年，我的運氣耗盡了，我發生全面的精神崩潰。

我二十八歲，猶太人，中產階級，受過大學教育。我住在美國首府華頓盛的一個公社中，在第四屆的古巴親善訪問團活動中，經過應徵及篩選後，我是那個地區被挑選出來的七個成員之一。我們想前往古巴砍甘蔗，以支持卡斯楚的革命。這個訪問團有兩百個成員，來自美國各地。我們會先在工作營待上七個星期，然後在另兩個星期中旅遊島嶼。在身爲急進分子的生活型態中，這是最後階段的參與。就美國政府的立場來說，這趟旅行是違法的活動，但只會使得它更爲誘人。

在我急進派的生涯中，我在這個時間點之前一直擔任志工的工作，我活躍於民權運動、女權運動及反戰運動。我曾經是「地下氣象」（Weather Underground，一個反政府的地下組織）組織的地上成員，那是透過我男朋友的介紹進入的。這是一個絕佳的時機使得我離開這個市鎭，因爲我無意中捲入一場美國國會建築物的爆炸事件。我說「無意中」是因爲我的朋友表面上是來看我，但是留下一本書在我的書架上。當他後來再來拿回的時候，他打開封面給我看，這本書的內部已被挖空了，裡面放著一些爆炸物的雷管。在那場爆炸中，沒有人受傷，但我仍然對我的參與感到罪惡，而且我對於覺得罪惡感到愧疚，因爲它意味著我不是一個願意獻身的革命黨員，我仍然抱持資產階級的傾向。

我對古巴革命的幻滅是從我抵達工作營的那一刻開始，這裡很明顯地缺乏個人的權利。在我們所看的一份報紙中，它把「America」拼爲「Amerika」。古巴人不准許同性戀行爲，同性戀者被視爲反革命分子。這是當時的宣傳標語，而且被加諸所能想像的最大侮辱，致使一些人遭到排擠。在我看來，古巴所發生的這些事情跟我的文化價值觀無關。當然，這樣的思考也是反革命的。

一些例行的工作爲我們的生活提供架構。天一亮，我們會喝一杯很濃的咖啡，設法擠進令人產生幽閉畏懼症的蘇聯製卡車中，一路上高唱革命歌曲，直到抵達農地。我們工作到午餐時間，再搭卡車回來（同樣的唱歌程序，加上高呼一些口號），吃一頓豐富的午餐，午休一下，再度前往農地。在每次出發前，我們會磨利我們的鐮刀。晚上，我們有一些文化活動——在「棕櫚戲院」看電影，也就是倚靠在倒下的棕櫚樹的樹幹上。偶爾會有一些音樂家來爲我們表演，那是一場大型的革命派對。

在工作營中，社會壓力的運作是很微妙的。我們被「邀請」去參加工作生產大會，我們聽演講，被告知如何增加甘蔗採收的數量。偶爾會有一些重要人物巡視營區，講些話以鼓舞我們的精神。我們被要求放下正在做的事，穿上軍服，整列成隊，熱烈地拍手。就像是處身在膜拜儀式中。

不幸地，在來到古巴之前，我已經需要依賴大麻來提升我的心情。我已經接受多年的精神分析治療，但是接受分析及過度分析的心態使得我更爲糟糕。所以現在，我在這裡，處於身體上和情緒上的痛苦狀態，晚上跟六個人共睡一頂帳篷，白天在甘蔗田裡身上布滿灰塵，經常被鐮刀割傷，受到古巴監工的騷擾，他告訴我要砍快一點，瞄準低一點，但是我已經彈盡援絕（大麻在古巴是嚴格禁止的）。

不同的政治小團體之間也發生大量的內鬥。懷疑開始悄悄地爬上心頭，而我開始質問每一件事情。如果關於古巴革命我是錯誤的，那麼我的其他信念會不會也是錯誤的？我獲得了一個結論，我在每一件事情上都是錯誤的；我的生命是建立在謊言之上。然後，因為我以這種方式感受自己，我被四面八方襲來的罪惡感所吞噬。除了我們一些懷疑論者外，我身邊的每一個人似乎都充分融入於收割甘蔗和朗誦黨章的革命經驗。所以，我出了什麼差錯？我視為那都是我個人的問題，失去了我對事情的正確觀察，而最糟糕的是，失去了我的幽默感。

古巴人似乎極為愛國，而且以他們的國家為榮，這是一個很大的對比，因為在北美地區，我們經常批評自己的政府，也反對它對於古巴的政策。我開始對這種情形感到奇怪，懷疑古巴人實際上是看不起我們，因為我們缺乏愛國心。他們也非常反對嬉皮和反對毒品，他們認為我們被寵壞了，過度沉溺於自我享受。透過努力工作和灌輸思想，他們決意在我們身上撲滅這些不良特性。我開始把我對古巴的批判態度視為一種過度負面思考的徵兆。我僅是為了反對而反對嗎？我是不是註定只會看到每一件事情消極的一面？

我的自信心急速下降，我變得更為退縮，認為每個人都懷疑我是一個美國中央情報局的探員。就一方面來說，我曾經受到公開批評；另一方面，我被拍下許多照片。猜疑及妄想（不僅發生在工作營之中，也發生在我的頭腦之內）沒有減輕下來，儘管一位古巴人坦白告訴我，在我們抵達之前，古巴政府已經私底下警告他們提防我們這些美國人：我們將會試圖色誘他們；我們將會試圖以我們資產階級、資本主義的思想毒化他們的心靈；我們不是他們真正的朋友。所以，這一切只是一場騙局！在工作營中假裝出來的友誼，假裝出來的團結。我作爲一名革命鬥士的身分也是虛僞的，建立在不實的前提上。

我的世界開始瓦解。回家不是一個選項，因爲加入親善團就表示我答應完成九個星期的活動，而且我也需要古巴人運送我回家。很清楚地，我不屬於那裡，但是我屬於哪裡呢？很諷刺的是，我原本可以誇耀我比任何人更具革命精神，因爲我是「地下氣象」組織的成員，但這是我不能透露的事情。

你發覺你正處於你自己打造的一所監獄中，有一道牆把你跟其他人阻隔開來；你一度認爲那些社會連結是理所當然的，但是它們多麼脆弱，很容易就被打破。你已經忘記如何著手適宜的行爲以進行人際接觸。你感到脫離於人類，而這一點製造了更多的自責。

這種身處人群中的孤立感是最爲惡劣的感受，我無法跟他們建立連結。這是一個信號，它告訴我在情緒上已經沒有退路。我是註定的。

在螺旋體底端某個地方，在自我責備、罪惡感及孤立感達到最充分的力量之後，焦慮突然出現。它是洶湧的波浪，撞擊你的身體，使你上下顛倒，滲入你每一個毛細孔。你即將溺斃，無法浮上水面呼吸。一旦焦慮滲透進來，你發覺它已經一直在那裡，悄悄跟蹤你，盤旋在背景中，就像一個被拒絕的愛人埋伏在你的屋外，靜待你放下防備的時候，而你已經留下一道窗戶的裂痕。

恐懼是焦慮的雙胞胎，因爲你現在知道，你無從逃避你將會沉淪在地獄之中。當睡眠來臨時，它充滿了惡夢。你在半夜醒過來，受到驚嚇，內心極爲厭惡你的恐慌。早上到了，你不覺得

有獲得充分休息。時間變得沒有意義，因為你被包覆在憂鬱的時區中，你自己私下的悽慘狀況。簡單的行為成為一種努力的掙扎，像是起床、刷牙、梳頭髮及穿上衣服。純粹的維持生活令你疲憊不堪。你是孤單的，更快速跌入你內在的空間。

隨著恐懼和絕望開始接手，我感到失去自我，就像是我的核心身分及認同已經被擊毀，而我沒有辦法把它重新組合起來。我像機器人那般地過日子。我太多的精力花費在這種內在對話，幾乎再也沒有力氣跟我的同伴們互動，他們察覺到我的怪異，開始跟我保持距離。這種社交孤立引發我更多的焦慮。我置身於一個反覆不停的迴路中：自我批評、自我厭惡、罪惡感、絕望、焦慮、失去希望，最後則是自殺的念頭。

最後兩個星期的旅程是花在觀光這個島嶼，這包括了在Sierra Maestra的一次「強迫性的遊行」，眞是令人筋疲力盡。到了我們返家的時候，在一艘貨船的船艙中，我像是僵屍一般地移動，無法跟別人建立連結，除了跟另一些還能走路的負傷者。其中一個是毒品成癮者，他在古巴的所有時間都是花在醫院裡，經歷毒品的戒斷。我們簡短交談，站在甲板上，緊靠著欄杆那是我所能夠做的事，使得自己不會掉到海裡。

我模糊地記得回家的經過，無法清楚說出我的經歷，也沒有聯絡我的朋友們。我模糊地記得我買了一些安眠藥，住進一家旅館。我模糊地記得我寫了自殺字條，解釋我這麼做的「符合邏輯」的理由。我確實記得當我吞下那些藥丸而躺在床上時我內心的安慰，我將睡著，永遠地。但是它帶來痛苦，而我醒了過來：我感到驚恐。

在失去意識之際，我產生走進隧道的景象，有一隻兔子在帶領我，這時候一個思緒突然湧上心頭，我還沒有準備死去。我不想追隨那隻兔子，我強迫自己清醒過來。那是我所做過最艱難的事情之一，把自己從床上推起來，蹣跚地走到通道，零亂地對一位旅館房客打手勢，然後我就不省人事。當我再度醒過來時，我在一家醫院上鎖的病房中，胃部連接著幫浦，一位好看的年輕警察站在我身旁，微笑著，我知道我安全了。

在醫院的第一個晚上，我語無倫次而不斷地哭鬧，慶幸我還活著。他們把我送進獨居房，直到我能冷靜下來。醫生取笑我，從藥店買一些安眠藥就試圖自殺，這不是一件容易的事，而我覺得像是再一次挫敗。這種感受在接下來幾個星期中忽隱忽現。我的精神分析師終於露面（他必然感到像是他自己的挫敗），但醫院的治療方式是團體治療法，更具有指導性質，而不是他那種佛洛依德學派的方法。我很驚訝地看到許多朋友前來探視我；其中一些人尋求以游擊行動「拯救」我，他們推薦一些民俗療法以使我脫離魔鬼的手掌，但是我知道我需要待在醫院中，所以我拒絕他們的建議。

我在治療上的一個失敗是我沒有立即服用抗憂鬱的藥物。他們給我的鎮靜劑只是使我失去知覺，無助於平息我的自殺思想模式。三個月之後，我進入中途之家。後來證明這是一種治療的經驗，而我逐漸地致力於回復我的心理健康。

這裡有兩個重要的轉捩點。我獲知我能輕易地從另一位住院病人之處拿到一把槍，這使得自殺具有明確的可能性，但是我決定不再思考自殺：我已經重新獲得我的心智。然後，在搬回我自己的公寓之前，我跟一位職員發生簡短的戀情，他使我覺得像是一個値得要的女人：我已經重新獲得我的身體。

我開始求診於一位精神科醫生，他在憂鬱症問題上有新的治療途徑。對他來說，那單純是大腦化學成分的事情，他讓我立即服用三環抗憂鬱劑（**tricyclic antidepressant**）。很奇妙地，在兩個星期內，我對於生活的精力和興趣都回來了，我變得理性，更專注於我的未來。我能夠著手社交互動，我能夠果斷地做出適當的決定，不再像原先那般的遲疑不決——這樣的心理狀態自從我崩潰後已使我動彈不得。

隨著我了解我一生的憂鬱具有化學成分，而且甚至具有遺傳成分（我父親曾經兩次試圖自殺），這解除了我的罪惡感及絕望感。我現在懷抱希望，我能夠恢復健康。

我做到了，我搬到西岸就讀一年的法律學院。我租了一間美麗的公寓，在舊金山的一家法律公司擔任司法助理的工作。利用我的積蓄，我買了房地產，成爲現成體制的眞正成員，沒有任何罪惡感。我成爲一位按摩治療師，參加一些繪畫的課程。我維持對於政治的興趣，但是是在民主黨的架構內運作，擔任過兩年的州立中央委員。我遇到一個男人，跌入愛河。我們一起到世界旅遊，結婚，開創了一個成功的事業。

因爲三十多年前我曾經住院治療，我發生過另外幾次的憂鬱發作，但是我已學到在我開始發生恐怖的下降之前，我就要把持住自己在螺旋體的頂端。我注意那些最初的警告信號——自我貶抑的思想和自我挫敗的焦慮——然後在藥物的協助之下，我知道我能夠終止自己掉落下去。

二〇〇三年，我再度對古巴感到興趣，而且覺得有足夠的勇氣回去再看一眼。這一次是合法的。關於我對古巴革命的負面印象，我不再感到有罪惡感。假如今天有人稱呼我爲「反革命分子」，我會大笑而且同意，視之爲一種恭維。

關於我在憂鬱上的遺傳傾向，我現在已經走出了衣櫥，雖然在講這個故事時，它仍然令我感到一些羞愧而侷促不安。我不想讓憂鬱決定我，我知道如何克服它，使它在我控制之下。我知道如何預防從螺旋體掉落下去。

34 大部分的人已經遺忘的一種安靜

PAM L. HOUSTON

那是二〇一四年七月，我在賓州匹茲堡查塔姆大學的「精緻藝術碩士學位」（MFA）培訓方案上擔任客座指導，在這十天之中，我是由一對聰明、有才華及美麗的年輕女性所接待，她們的名字是凱奧和瑪姬，她們養了一隻英俊而沉著的混種狗，叫做阿帕查。在那幾天中，這兩個穿著最酷、最嬉皮服飾的女性帶著她們穿上背心的狗陪我在校園中四處走動，我已經五十二歲，身體粗壯，有笑紋，穿著褲裙。那是令人驚奇而喜悅的事，像是重回我十多歲的時光，在那個時候，像凱奧和瑪姬這一類的人如果看到我走向她們的方向，她們不會看上一眼。或許是我錯了。或許在我十多歲時，根本沒有凱奧和瑪姬這一類的人，因為在MFA的課程中，凱奧和瑪姬可以說超乎尋常地友善。

儘管如此，我從她們的眼神看得出來，她們內心各自懷著重大而不是短時間的哀傷——許多人當第一次看進我的眼睛時，他們也會說同樣的話，即使是在很少數的日子裡，當我覺得我像是根本不在意這個世界時。我知道，瑪姬不久前失去她的母親，她們非常親近，而她正在那種傷痛的深水中泅游。至於凱奧的哀傷，我一無所知，但它有一種不同的氛圍，對我來說，它就跟我的名字一樣令我熟悉，而我幾乎確信，那是與她如何讓自己受到男人的對待有關。

這兩個女孩和我帶著阿帕查一起走過這個寬廣、半野生而壯麗的福立克公園，它坐落於匹茲堡的東方，而現在我們享用啤酒——哦，應該說她們正在享用啤酒——同時我們要決定是否留下來吃素食，或是前往BRGR餐廳吃一些有機的野牛肉萵苣菜捲。我這些日子以來不喝啤酒（或任何的酒精飲料），也不喝蘇打水、咖啡或甚至綠茶。我不吃麵粉類、糖分，或任何經過包裝、加工處理或不是有機的食品，因爲幾個月前，當我接受我的年度身體檢查時，我生平第一次出現高血壓，我也接受癌症篩檢，診斷結果是HPV 16類型。我內部的生態系統顯然發生了問題，現在是時候了，我決定擺脫我的一些不當飲食行爲。

當醫生在爲我的高血壓寫處方藥時，我問她我是否可以有六個月的時間矯正這艘船。「不行，」她說，沒有抬頭看我，所以我再次問她，我是否能夠有三個月的時間。「我正在寫處方藥，」她說：「我不會跟在你身邊看妳是否有服用藥物。」我了解這是事實，我選擇把它解讀爲她答應了。

咖啡因一直是我隨手的抗鬱劑，我已經說了好多年，如果我必須在「戒除咖啡」與「死亡」之間做個選擇的話，我將會選擇「死亡」。但現在的結果是，我的死亡將跟我是否能夠戒除含有咖啡因的飲料有迫切關係，死火雞（cold turkey，指突然完全斷絕成癮藥物的使用，特別是指成癮者所產生的雞皮疙瘩）在遠遠的十字路口從巴士的窗戶上對我招手。我要痊癒，我理性地告訴自己，我的身體需要睡眠，而我已經好幾十年沒有適當的睡眠，如果曾經有的話。假如我們界定睡眠為一種狀態，當你從中出現時，就像是從世界最底層空無一物的深沉海洋樂園中浮現，那麼沒有，我從來沒有這種情況。

毫不訝異地，在我前十個沒有咖啡因的日子中，我想要殺死我自己。

看一下這裡，我如何使用「我想要殺死我自己」的詞句作為一種溫和的自我貶抑，但是帶有講話的幽默口吻。

驚奇一下，我的一個自我對另一個自我說話。我也一樣地感到驚奇，那是幾個星期前，當時我站在講臺後方，答覆一個讀者很私人的問題，我聽到我自己說著：「我生命中有一個時期，當時我考慮過殺死自己，但是那個時期現在已經過去了。」

是這樣子嗎？同一個自我，持懷疑態度的自我，發問著。

是的。另一個自我回答（這一個自我帶有一些專橫，幾乎是英國腔），我覺得十分有信心我們就是如此。

過了五十歲後，生命中有兩件最奇妙的事：我不再確信我打算說什麼，直到我聽到我自己說出來，而這很難記住，也不具任何真正的準確性，那時候的感受似乎不同於我現在的感受。但是，如果個人的書籍是她的生活很可靠的記錄，而在我的情況中，它們必然是如此，在我三十多歲和四十多歲的兩個時期——這裡，我必須小心地遣詞用字——自殺的可能性出現很多次。

在我三十多歲時，我寫了一本書，叫做《與貓跳華爾茲》，那本書中有一個故事叫〈大瀑布〉，關於河流旅行時發生的不幸事件，在船隻翻覆後，兩個女性角色在美國五大瀑布的一條河流中幾乎溺死，這是裡面出現的對話：

「露西，」西雅對她說：「如果你會殺死你自己，那會是為了什麼？」

「一個男人，」我回答，雖然我還沒有一張他的臉孔：「那只會是為了男人。妳呢？」

「我不會這樣想，」她說：「或許一些事情，但不是那個。」

「那會是什麼？」我說。但是她沒有回應。

「如果妳即將為了男人而殺死妳自己，」她說：「先來我家，敲我的門。」

「妳也一樣，」我說：「不論是為了什麼理由。」

「我們將會談論那像是什麼情況，當我們在水底下時，」她說：「那會是什麼情況，當我們一下子就自由了。」

在我生命中唯一一個我不記得有自殺念頭的十年——直到這一次——是在我二十多歲時，可能是因為我似乎努力嘗試以較為被社會所接受的方式殺死自己。在猶他州、科羅拉多州、愛達荷州及蒙大拿州的百年洪水期間，我划過兇猛的第五級激流（我實際上是隨著季節遷移而追隨洪水往北移動）。我跳過掛著冰柱而幾近垂直的「冰崖」，它們的滑雪道很長，以今天的標準來看，它們像是卡通的式樣。在我擔任打獵嚮導的那幾年，我整晚不時看到大角羚羊的屍體，那是深入阿拉斯加山脈的核心，屬於灰熊的地盤。

在那些日子中，我似乎受到天然災難的吸引，在葛登颶風期間，在大西洋中，乘風破浪搭乘一艘五十二呎長的遊艇，那是爲環遊世界各個水域所建造的（它的主艙很寬敞，足以容納幾個人跳方塊舞）。我穿著緊身衣踩過布魯克山脈幾乎有屁股那麼深的爛泥地帶，而且不止一次，我發現我自己被一些尚未馴服的馬摔得四腳朝天。

在那十年之中，我只有一次打過自殺熱線，那是有一次我被一匹馬摔斷了我的前臂之後。外科醫師花了幾近九個鐘頭從我的尺骨挑出十八塊碎骨，然後以骨頭銀行中別人的骨頭加以取代，當我出院時，我帶著兩道八英寸長的疤痕，以及一整袋的Darvocet（止痛藥）。

當那個傢伙接了電話，我告訴他，我知道我應該感到幸運。在麻醉起作用之前，外科醫師對我說的最後一件事是，我應該做好心理準備，當我從手術清醒過來時，可能會發現我的手臂從手肘之處被截肢，但是它仍然存在，只是痛得像要人命，至少它是完整的。

「妳有服用任何藥物嗎？」他問我，而當我告訴他關於Darvocet時，他說，「哦，老天，不行！妳從沒有聽過安舒疼（Advil）嗎？」結果發現這是我一生中得到的最好建議之一。

在我四十多歲時，我花了很大部分時間寫了一本書，叫做《內容可能已經轉移》，那些年中，它住在我的手提電腦裡，它的工作標題是：**自殺筆記，一百四十四個不殺死自己的理由**。

真的嗎？這個懷疑論者再度說話。**真的嗎？如果你曾經實際上自殺，那麼妳必然不是很擅長這件事**。而現在正在我們日常的午餐上，午餐是洛神花茶和甘藍菜超級食物沙拉，我很難跟她爭論這件事。**否認妳的過去是不對的事情**，真誠的自我——那個把注意力放在治療上的自我——告訴她，而現在她們（我們）就到此爲止。

從我多次接受的會談中，我在那個工作標題下添加了許多東西——當《內容》最終發表時。但是我從不曾打算稱那本出版的書爲《自殺筆記》。太感傷了，太悲情了。那個較長的標題是自相矛盾的，不誠實，幾乎忸怩作態。那個工作標題僅是一種日常方式，以便對自己描述我正在做些什麼：預防性地蒐集資料，把它們譯寫爲對自殺預防有價值的事物，累積所有使得我想留在這個星球上的事物，對抗一些不詳的未來時刻——當我覺得它們最好不要來時。而且，因爲我發現自己身在這裡，在五十歲的另一側，試著盡最大力氣生存下去，看起來我可以合理地推斷，至少在某種程度上我的策略是奏效的。

女服務生端來凱奧和瑪姬的啤酒，也送上我的氣泡礦泉水加萊姆，我們談論一些所喜愛的狗或喜愛的樂團，但是凱奧那樣決意地看著我，帶著那些哀傷而充滿感情的眼神，我不知不覺就說了出來，「妳們知道，我生命中有一段時期，當時我認爲我可能會殺死自己，因爲我認爲我愛上的一個男人沒有回報我的愛。我覺得有一點不好意思說出來，但是情形就是如此。」

凱奧的臉孔混合著驚嚇和寬慰，我認爲這是我可以繼續說下去的徵兆。「在飛機上，每當我們碰上亂流時，我總是在度量我的安寧感。妳們知道，我有多麼在意或多麼不在意，假如這台飛機掉下去？」她們點頭，她們兩人確實知道。

「我記得有好幾次，我實際上願意飛機就這樣從空中掉下去，因爲喬伊——我或許無法從嫌疑犯行列中把他指認出來，如果他今晚在這裡的話——沒有打電話給我，他或許已經跟他另外四個女朋友中的一位外出，或者對於他上個星期六的行蹤說謊。」

女孩們安靜下來——甚至阿帕查世停止舔牠的蛋蛋。我的腦海中一閃，我可能已說了令她們反感的話，就像你不想在早餐上聽到你父母提到他們昨晚有美好的性行爲。

「妳們沒有邀我共進晚餐，我知道，所以我只好坐在這裡喋喋不休，提供我這個老女人的一些建議，」我繼續，「但是我最近想了很多，關於我過去在我的生活中給予男人那麼多權力，以讓我覺得美好，或不美好。這是有理由的——不愉快童年的理由——所以我試著讓自己休息。我不是一個會後悔的人，確切地說——我認爲所有作家都需要一些東西來推動他們，而或許那就是長期以來推動我的東西——而至今五十二歲，它仍然在我看來似乎具有絕對的神祕感，我竟然會授予男人那麼多的權力。這樣的權力我不認爲是他們大部分人眞正想要的。」

現在，凱奧看著我，像是我已經爬進她的腦袋中。有一陣子，我們都安靜下來。「瑪姬有個好男人。」這是她最後總算說出來的。

我點頭，我不懷疑這點。瑪姬對她母親的哀悼是容易察覺的，銳利的，但它不是充滿陰影和混淆，當一個小女孩受到她父親（或父親形象的人）多種方式的不良對待時就會如此，那是暗中進行的，持久的訓練。

「我一點都不知道妳的過去，」我對凱奧說：「我不是試圖告訴妳如何生活。當我在妳的年齡時，有人可能對我說過所有這些——我很確定有人做過——但是它只會使我加倍消沉。只要我必須做，我就會去做，追求那些骯髒的牛仔。」我笑了，而凱奧也笑了，但是她的眼神沒有跟著笑。「我只是想說，我猜想，在這個版本之後，會有另一個版本值得妳期待。因爲智慧或蒙爾蒙或僅是足夠的歲月過去了。假如妳活得夠久，妳不會再追求那些會傷害妳的東西；妳最終學會聆聽妳自己內在的聲音。」阿帕查發出呻吟般的聲音，或許是通知交談的結束，所以我一口喝光我的氣泡礦泉水，伸手去拿帳單，但是凱奧阻止我的手。

「這次變化一下，」她問，「我可以請妳嗎？」

有那麼多可能的答案，包括價值三萬元的心理治療；幾項新世紀的療傷儀式——其中一個涉及男人用火燒他的胸膛，另一個涉及使用吸塵器；五本發行的書和一份癌症診斷報告，但是我說出最初感受到、最眞實及最長久以來的事情：「我了解我能夠塑造我自己的生命，」我告訴她，「我能夠擁有我自己的牧場。我最終了解我可以身爲牛仔。」

但是現在，它是灰色、十一月下旬的一個早上，而我在這裡，一個牛仔在她自己的牧場上——一百二十畝的硬土和美國黃松，每小時六十英里的強風，以及二十四小時內落下五英尺深的暴風雪；洪水和乾旱；去年夏天發生科羅拉多州有史以來第二大規模的火災；藍色的夢幻草和搖曳的白楊樹，遍布一萬兩千尺的高原；無法以言語形容的美麗和一種寧靜，在冬天的清晨，地球上的大部分人已經遺忘它的存在。我在這裡，我在所有這些的中央，而我無論如何是多麼地悲傷。

我有兩匹很老的馬，可能活不過這個冬季，我無法決定哪一種做法較爲人性化，究竟是把牠們移到較爲溫暖但牠們對一切感到陌生的地方，或是試著使用電熱燈把穀倉的溫度提高幾度，這樣牠們可以待著熟悉的地方，活下去或死去。我的母羊正處於發情期，我似乎無法建造一道那頭公羊撞不壞的柵欄。我還要找一隻獵狼犬的小母狗，以便安撫我那隻三歲大獵狼犬的寂寞，因爲牠一起奔跑的伴侶去年五月死了，直至今日，牠仍然帶著惱怒看著我，不能理解，一種很深的叛逆出現在牠的眼神中。這裡的白天似乎已經不可能地簡短了，而我們還要有另一個月失去日光，然後這艘星球的船才會回轉。

今天早上，臉書已使我哭了四次。首先是Ursula LeGuin提醒我，我們不要爲賺錢而寫作，我們是爲了自由；接下來是Unist'ot'en Indiginous Camp Resistence，它試圖阻止Keystone管路的架設（爲了保護加拿大原住民的自然山地環境）；然後是內華達州選出一個參議員，他說「頭腦簡單的黑人」不懂得對白人「展現感激」。說老實話，什麼人在這個世界上醒來時不會感到哀傷？然後我點了Prairie Fire Lady Choir演唱的一首歌，那是我的朋友Annette所寫的歌曲，叫做〈不是一個好男人〉——有些像是Irving Berlin meets Laurie Anderson那類的音樂，他們所有人都穿著棒棒糖顏色的衣服和大捲髮，而當「所有這些」使我落淚時，我知道我可能有嚴重問題。

我哭成一條河，懷疑論者說話，**我們是不是應該列個簡表，寫下所有可能發生差錯而尚未發生的事情**。所以我做了。在這個時刻，我的親密朋友沒有一個處於瀕死狀態（除非是內在，那麼我們都是垂死的）。我擁有工作——我有好幾個工作——只有其中一個工作是我不尊重的。我愛的男人，在這七年來的較良好時候幾乎是昏迷而帶著悲傷，他最後決定回來過正常的生活。我的貸款尚稱良好。我有一個穀倉堆滿牧草，兩堆木頭放在門廊，還有一間木屋擺滿巧克力包覆的無花果和杏仁。我上游的鄰居還沒有跟石油工人們上床。我出現在這裡意味著這些一百二十畝土地將不會被切割，不會被鋪成道路，不會被轉變爲一些人每年只到這裡一個星期的夢幻之家。

仍然，這個早上，那道黑色的逆流，感覺像是從寒冷、潮溼的井底抬頭看著上方……

該行動了。在這一點上，所有的自我都表示同意。穿上smart wool的毛衣，穿上妳的靴子，穿上妳的穀倉外套。切蘋果，切紅蘿蔔，從妳的手餵食馬匹，割開包紮牧草的繩子，兩束給迷你驢子，六束給馬匹，全部剩下的給羊群。爲馬加滿水，爲羊加滿水，再檢查一次水槽裡的熱水器。傾聽馬的蹄底踩踏冰凍地面的聲音，牠們滿意地咀嚼牧草的聲音，頭頂上方屬於另一個世界的翅膀拍打的聲音——美國禿鷹經過漫長冬季在上游的歇息後，牠們回來了。

氣象報告指出，今晚會起風，可能會起風，可能也會下雪，但是現在是完全地安靜，幾乎達到華氏二十度（大約爲攝氏零下七度），對於我厚重的穀倉外套來說太熱了。小溪在這時節經過了冰凍又解凍，形成了冰雕的景象，這些柳樹排起來像是鉛筆畫，而山頂上已經積雪盈尺。

小狗用盡力氣跳起來，想要看看高大的玻璃瓶裡還有什麼東西，至於威廉這隻三歲大的狗，正在圍欄邊巡邏。從這裡我可以看到Middle Creek公路、Lime Creek公路及州高速公路橫跨在河流上，雖然這代表了在Mineral郡相當大比例的公路系統，但在這個時節我們只能走路，因爲沒有一部車會開上來。

在外頭這裡，在這片土地上我已經學會不僅聆聽自己的聲音，還要去認識使得我的心靈提升的事物，然後朝它們走去：雪鞋兔——正在牠每年兩次改變皮毛顏色的過程中，威廉在後面的籬笆之處驚嚇到牠，隨著牠仍是黃褐色的身軀逐漸遠離，牠粗壯白色的雙腳閃現著。一隻郊狼，坐著，像一座教堂般帶著威嚴而靜止不動，在草原上兩百碼外看著我們正走向溼地，然後當威廉看到牠時，牠一閃而逝，牠整個蒸發在稀薄的空氣中，像是來自另一個世界的狼的鬼魂。

這些是一直在為我療傷的東西，我花了我半輩子的時間才能夠眞正信任他們，理解它們是多麼地可靠。在空間中走動，最好是戶外的空間，最好是維持一些類似自然界的戶外空間——假如不是**這個**自然界，另一些自然界。當我愉快時，那裡是一個嘉年華會，而當我哀傷時，那裡幾乎太過個於華麗而無法忍受——但是也不盡然——那裡絕對是太華麗而令人捨不得離開。我爬上了小山坡，那裡是墾荒者羅伯・畢可立——第一個在這片土地建造木屋的人——埋身之處。我相當清楚，當我宣稱這塊一百二十畝土地的所有權時，它也宣稱對我的所有權。我們是彼此相互的拯救者。

接近《內容可能已經轉移》這本書的結尾之處，我寫了下列的句子：「我開始理解當我們想要殺死自己時，那不是因為我們寂寞，而是因為我們試圖在這世界脫離我們之前，我們先脫離這世界。」這代表一些進步，我了解，相較於我寫《與貓跳華爾滋》之時。

但是這世界——我終於使得自己相信——不是立意要傷害我，而是要治癒我，而且只要我有能力，我將會用雙手緊緊地握住它。這是在匹茲堡，當我們暢飲第二回合的啤酒和氣泡礦泉水時，我嘗試對凱奧和瑪姬解釋的事情。

我們決定了美國野牛漢堡，聽起來比沙拉三明治（falafel，盛行於以色列及一些阿拉伯國家的一種食物）好吃多了，所以瑪姬開車載我到BRGR餐廳，凱奧則先回家安置好阿帕查。瑪姬對我談起，在她母親過世四個月後，她跟她男朋友做了一趟長達十一個月的旅行。「我很擔心在她過世後我將無法繼續活下去！如果我什麼事都不做的話。」她說，而我說：「或許妳可以蒐集一些新的事物來關愛這個世界。」

我們等凱奧三十分鐘，然後一個鐘頭。最後她打電話來，說她正在半路上，所以我們替她先叫了漢堡，但是當她最後抵達時，她的食物已經冷掉了，她幾乎一口都沒吃。

幾個星期後，她寫了一封電子郵件給我，感謝我對她所說的話，她承認當我們在等她的時候，她一直開車繞著圈子，啜泣，試著再度恢復鎮定，以使自己回來時不顯得異樣。但是我不會太擔心她，因爲從那個晚上起，她開始著手她的寫作，而且跟瑪姬和阿帕查度過一些很有質感的時光，感覺極爲良好。我寫了回信，告訴她雖然我經常想起她，但是我完全不會擔心她。從她的信件中，她聽起來如此紮實而腳踏實地，我決定我沒有必要再說其他事情。我很確定的是，她那個晚上哭了，但不是爲了令人失望的過去，而是爲了無法形容的美麗未來正在露出曙光，我相當確信她已經知道。

作者介紹

Barbara Abercrombie已經出版了小說、兒童圖畫書，和非小說。她的文章已經刊登在國外的刊物上及收錄在文選集裡。她最近的書是《珍愛：二十一位作家喜愛及失去的動物；一年來危險的寫作》；被選爲《詩人與作家雜誌》裡最佳給作家的書之一。（http://www.pw.org/best-books-for-writers）；和她第十五本書，《踢牆壁》（*Kicking in the Wall*），New World Library發行。她獲得了洛杉磯加州大學成人進修學院的傑出教師獎和教師特殊成就獎，她教創意寫作課。她也利用網路開設私人寫作練習班及部落格，網址：www.barbaraabercrombie.com and www.TheIntimidatedCook.com。她住在加州的Santa Monica and Lake Arrowhead。

Sherry Amatenstein，領有執照的臨床社工人員，她寫了好幾本書，包括：《婚姻諮詢顧問大全：美國最佳的五十多位配偶治療師挽救關係的建言》，《壞的決裂愛情講堂》，以及《約會問答》。她在全美各地舉辦人際關係研討會，而且親自在電話上輔導病人。她替許多出版社及網站寫作，而且常常受邀在電台及電視節目裡發表愛情的建議。她出現的電視節目包括：*Today Show*, *Early Show*, *NPR*, *CBS News*, 和 *Hufiington Post Live*。她的網址：www.marriedfaq.com。

Regina Anavy出生於Minneapolis，她在一九六五年於加州柏克萊大學拿到法文學士學位。她曾經在選舉登記與族裔平等會議中工作，她曾參與美國首府的女性運動，而且於一九七一參加第四次親善團出訪古巴。Anavy是*Larry's Letters*，關於一個猶太人家庭在北達科達州的眞實故事（Hummingbird Press, 2005）的作者與編輯，她的回憶錄，Out of Cuba: Memoir of a Journey（《離開古巴：人生路途的回憶》），由Cognitio Press出版社二〇一三發行。她的文章和評論已經出現在雜誌、文選集和報紙上。Anavy是翻譯世界網路協會的志工，這個協會的主旨是協助獨立古巴作家從事翻譯，因爲他們的作品會受到古巴政府的審查。她目前和她先生住在舊金山。

Chloe Caldwell是小說*Women*的作者，還有評論選集*Legs Get Led Astray* (Future Tense Books出版社，二〇一二）。她的作品出現在*VICE*, *Salon.com*, *The Sun*, *Men's Health*, *Nylon*，和*The Rumpus*。她的評論集是*Goodbye to All That: Writers on Loving and Leaving New York*（Seal Press出版社）和*True Tales of Lust and Love*（Soft Skull）。她住在紐約Hudson。想了解更多，可以到她的網站www.chloecaldwell.com。

Jimmy Camp是一個父親、丈夫、傳教士的兒子、政治顧問、音樂家，以及表現低調、有刺青、與眾不同的白人。他和他作家太太，Samantha Dunn，一起住在南加州；還有他們六歲大的兒子Ben及他們的兩匹馬、兩隻狗、貓、豬、Silverstreak trailer（有輪子沒有引擎的房車）。Jimmy喜歡閱讀、整理庭院、健行、露營、騎越野腳踏車、溜滑板、喝酒、詛咒、打架，加上一般的胡鬧。

Zoe FitzGerald Carter 是哥倫比亞新聞學院（Columbia Journalism School）畢業生，她已經爲無數的新聞出版社寫作，包括紐約時報（*New York Times*）、舊金山紀事報（*San Francisco Chronicle*）、流行（*Vogue*）和沙龍（*Salon*）。她的回憶錄，不完美的結局（*Imperfect Endings*）（Simon & Schuster, 2011）按照時間順序記錄她母親的決定，在經過多年的巴金森氏症後，如何結束她自己的生命。她住在海灣區Bay Area，她加入當地的樂團叫改邪歸正，並在裡面唱歌，而且是舊金山寫作修道會裡一個榮譽成員。有關她的課程及寫作研習班的詳情請見她的網站：www.zoefitzgeraldcarter.com。

Debra LoGuerico DeAngelo是McNaughton報紙的專欄作家，是得獎的週報冬天特快車（*Winters Express*）裡的編輯經理，而且是iPinion Syndicate（協進會）的共同創辦人、共同編輯，以及總裁（CEO）。她曾經從國家報社協會和加州新聞出版協會給專欄作家的獎勵，獲得多項第一名的獎賞，而且在二〇〇二年得到前庭公會國家專欄才藝選拔優勝獎。她擔任加州新聞出版協會的評審已有二十二年，而且撰寫每週專欄達二十四年，主題從有關幽默到政治、如何當父母，不時也談到貓。Debra 的專欄網址是www.ipinionsyndicate.com。更多消息在：www.debradeangelo.com。

Marika Rosenthal Delan的後天職業是一位科學家和護士，而先天的性向是一位藝術家和自由鬥士，曾經在由*Alvin and the Chipmunks*演出的Divo's音樂劇「鞭打（Whip It）。」裡快樂地跳舞。在一次嚴重的背傷後，Marika退出了護理工作，她發現她的快樂是在寫作、音樂，和她的家庭。她和她的丈夫，Peter Delan牧師，合寫了一本書，關於他的瀕死經歷如何以深刻方式改變他們的生活進展（背後的完整故事登載在 www.tolunitedministries.org）。她的作品被採用在Jennifer Pastiloff的 *The Manifest-Station*, *Elephant Journal*, and *The Huffington Post*。她的部落格網址：www.bestillandstillmoving.com。

Hollye Dexter是即將發表*Fire Season* (She Writes Press, 2015)一書的作者，而且是2012 Seal Press文選集：《蒙羞的畢業舞會》（*Dancing at the Shame Prom*）的合作編輯。她有關女性問題、活動及生兒育女的評論和文章，都以文選集發表，也發表在Maria Shriver的《改變的結構》（*Architects of Change*），Hufiington Post出版，《女性連線》（*The Feminist Wire*），另外還有

許多。在二〇〇三年，她成立了曾獲得獎賞的非營利機構藝術與靈魂（*Art and Soul*），在領養照顧系統裡爲青少年開辦藝術創作教室。她目前教導寫作，並在洛杉磯從事槍枝暴力預防的活動，她和她先生與一群小孩及寵物同住。她的網址是：www.hollyedeXter.blogspot.com。

Beverly Donofrio，最近被*Daily Beast*稱爲回憶錄大師，她已經有三篇回憶錄在*New York Times*裡最暢銷，《男孩們一起搭車》（*Riding in Cars with Boys*）已經被拍成電影；《找尋瑪麗》（*Looking for Mary*），是Barnes and Noble Discover精選；而《驚奇》（*Astonished*），被不只一位評論家稱爲「令人驚喜的」。她最近的兒童書《媽咪在那裡》（*Where's Mommy*），已經被紐約時報選爲二〇一四年最佳兒童書；她曾替網路新聞機構NPR撰寫文稿，而她的論述出現在紐約時報、華盛頓郵報、洛杉磯時報、*O'The Oprah*雜誌、*Marie Clair*、*More*、*Slate*，以及其他的雜誌及選集中。她是Wilkes大學遠端精緻藝術碩士學位課程的教師，她住在紐約州Woodstock，目前她忙著完成一套論述集。

Beth Bornstein Dunnington是一個作家、編輯、歌星／演員，而且是舞台導演，她住在夏威夷的Big Island。她帶領兩個月一次的女性寫作工作講習會，也同樣的舉辦Big Island作家工作研討會。她編寫及表演舞台劇Que Suenes Con Las Angelitas，而且合寫記錄片《去Q'ero的路：一個返鄉的路途》（*The Road To Q'ero: A Journey Home*）。她的論述出現在許多的寫作集裡，而且她是一個劇作家、電視動畫影集的編輯，其中包括：*Tiny Tunes Adventures*、*Batman*、*GI Joe*、*Transformers*、*My Little Pony*、*Doug*、*Thundercats*，還有其他。Beth嫁給開發專員Steve Dunnington，有兩個小孩，Marena和Sean。在她的部落格可以了解更多：http://wakingupinhawaii.com。

Matt Ebert在一個乳品生產的農場居住及工作，此農場位於賓州Sheshequin。他花大部分的生命追尋各種奇怪的工作，包括：電影、科技、勞工、農業，而現在是一位作家，並活躍於政治改革的活動，熱心推廣健保改革、環保，以及勞工權益。二〇一四年，他開始發表部落格，登載在《Huffington郵報》（*The Huffington Post*），他目前在寫他的第一部小說。

Betsy Graziani Fasbinder的第一部小說（debut novel），《火和水》（*Fire & Water*），於二〇一三年由She Writes Press出版社發行，二〇一四年出版語音書。她的作品獲得許多獎項，有Floyd Salas Award for Fiction、Wishing Shelf Book Awards和London Award銀牌獎，及兩項East of Eden Awards。《尋找銀杯》（*Search for the Silver Cup*）是她寫的回憶錄，也是紀念他失去弟弟的療傷記錄。Betsy是一個心理治療師，已經行醫超過二十五年，現在和她的先生住在加州Marin County，他們剛剛開始他們的空巢期。想了解更多請到www.betsygrazianifasbinder.com。

Pam L. Houston是兩套連續短篇故事集，《牛仔是我的弱點》（*Cowboys Are My Weakness*）和《貓跳華爾滋》（*Waltzing the Cat*）；小說，*Sight Hound*；論著集，《關於我的一些事》（*A Little More About Me*）的作者；還有她最新的小說，*Contents May Have Shifted*，皆由WW Norton出版社發行。她的故事曾經被選爲美國最佳短篇小說、歐．亨利獎（O. Henry Awards）、The 2013 Pushcart Prize，以及本世紀最佳美國短篇小說。她是在加州戴維斯學院（UC Davis）的英文教授，還指導非營利作家寫作（Writing by Writers）的教學工作。她在美國印地安人研究所遠端精緻藝術碩士課程裡當教授，而且在世界各地指導作家會議。她住在科羅拉多州的農場，靠近Rio Grande的源頭。詳情請拜訪她的網站https://pamhouston.wordpress.com 或臉書或Twitter。

Mark S. King 從一九八五年檢測出他帶有HIV開始，已經寫了他和HIV一起生活的經驗。他的書，*A Place Like This*，是他個人在好萊塢的時間記錄，電話性交易，和一九八〇年代洛杉磯愛滋病的黎明。Mark認爲他活了三十年是由於愛滋病的研究活動、病人的自覺努力、一個好男人的關愛，和新開發的雙層巧克力布朗尼。他的寫作和影片在他得獎的部落格 www.MyFabulousDisease.com可以找到。

David Lacy 從十五歲就開始替市區的日報寫作，包含市政、專題，以及偶爾一些體育活動。二〇〇三年，他的每週專欄〈越來越年輕〉（Growing Younger）得到了加州新聞報紙協會的最佳報紙比賽第一名。他在加州戴維斯學院（UC Davis）拿到了英語學士學位，並且於加州大學Irvine學院（UC Irvine）得到英語碩士學位。他替許多雜誌及報紙寫作。他是全職寫作專家，而且是前任UC Irvine的老師，還在Orange Coast College擔任兼職的教授。他還在長灘的加州州立大學教書。David是iPinionSyndicate.com的合辦人，那是線上專欄部落格的網站。他在北加州土生土長，現在和他的未婚妻及兩隻狗住在加州橘郡。

Caroline Leavitt 是《紐約時報》（*New York Times*）最暢銷書，《這是明天嗎》（*Is This Tomorrow*）和《你的照片》（*Pictures of You*），還有其他八本小說的作者。《你的照片》獲選年度最佳書，這是由舊金山時報、書籤雜誌、首府新聞雜誌，及Kirkus評論所票選的。Caroline 在史丹佛大學及加州洛杉磯大學成人進修教育寫作課程裡指導寫作線上教學，也接受個別指導。她替以下這些雜誌做書評：*People*、*the Boston Globe*和*the San Francisco Chronicle*，她還有一些論述及小說登載在《紐約時報》、《沙龍》（*Salon*）、*More*、《紅書》（*Redbook*），和許多文學選集。她和她先生住在一起，他先生，Jeff Tamarkin，也是一位作家及編輯，他們住在紐約市附近，還有一個上大學的兒子。請參觀她的網站：www.carolineleavitt.com，或Twitter @leavittnovelist，及臉書https://www.facebook.com/carolineleavitt。

Patti Linsky是被推崇的唱詩班的領唱，此唱詩班在Temple Ahavat Shalom猶太教堂裡，她已經在那裡二十四年了，因爲得了惡疾才迫使她退休。她以寫作重新開展新的人生心靈旅途，她寫風趣的、諷刺的一個女人的獨幕音樂回憶劇，《自我的祭壇》（*Altar EGO*），二〇一三年公演，還有她的個人表演。Patti活躍於猶太族群，是一位自由歌唱班老師，在各種生活場合裡正式的表演，及舉辦音樂會，錄音室錄音，巡訪全國在地藝術家的活動。Patti和她先生及兩個小孩住在洛杉磯。她的網站是http://www.pattilinskycom。

Karen Lynch 是舊金山警局裡兇殺案的探員，在她升職以前，有九年負責巡邏。二十九年的警察工作後，她受到乳癌的打擊，於是退休成爲一位全職的作家。她二〇一四年出版回憶錄，《好警察，壞女兒：一個不像警官的回憶錄》（*Good Cop, Bad Daughter: Memoirs of an Unlikely Police Officer*），敘述她如何被有雙相情緒障礙症的母親扶養的故事，和一群嬉皮如何完美地造成她成爲一名警察。她是土生土長的舊金山人，是加州柏克萊美式足球熊隊球迷。她和她先生Greg結婚二十五年，並和他生了三個小孩。

Lira Maywood在紐約市The New School學校取得人性及創意寫作學位，還在芝加哥哥倫比亞學院學習小說及創意非小說寫作，而且加入加州洛杉磯成人寫作進修課程。二〇一〇年她先生自殺，Lira開設部落格（https://hourbeforedawn.wordpress.com）記載她的悲傷及治癒的過程。她整整一年在部落格的寫作是給她自己及她心愛的人的承諾，她持續著，不管她療傷的路會是多壓暗。她現在的部落格是關於她失智母親的照護，網址是https://momentsandstories.wordpress.com。Lira住在洛杉磯，正在寫她的回憶錄。

C.O. Moed是在紐約市東下城長大，當時那地區還很艱困。她獲得Elizabeth George小說寫作的獎金，她的短篇小說及戲曲作品已經發表在許多文選集裡及文學評論裡。在她的多媒體計畫「IT WAS HER NEW YORK」中，她按照年代記錄在這個即將消失的城市中，仍然存在的一些精簡片刻及舊式回憶。她的網址是https://myprivateconey.blogspot.com。她其他的時間有個白天的工作，她和她的工作夥伴，Ted Krever，住在一起，他同樣是作家，他們還有兩隻貓。

Mark Morgan 是美國影片及電視的製作人。他的製作裡有商業上成功的*The Wedding Planner*，*Cody Banks* 授權，*The Riches*, the *Percy Jackson* 授權，以及the *Twilight Saga* 授權。他目前帶領Mount Diablo Entertainment娛樂公司。

Linda Joy Myers 是全國回憶錄寫作會長，也是從業三十五年的心理治療師。她也是得獎的作家：《不要叫我母親——一個女兒的心路歷程從遺棄到原諒》（*Don't Call Me Mother—A Daughter's Journey from Abandonment to Forgiveness*, *The Power of Memoir—How to Write Your Healing Story*）, *The Journey of Memoir and Becoming Whole-Writing Your Healing Story*. *Don't*

*Call Me Mother*和*Becoming Whole*，這些都是入圍《前瞻雜誌》（*Foreword Magazine*）的年度最佳作品。Linda一同教學爲期六個月的寫回憶錄的課程，而且提供編輯和擔任作家教師。參考網站www.namw.org 及進一步消息http://memoriesandmemoirs.com

Christine Kehl O'Hagan 是小說*Benediction at the Savoia*及回憶錄*The Book of Kehls*的作者。這兩本書得到*Kirkus Reviews*書評的好評價，後面這本是Kirkus二〇〇五最佳書本的選集。她的論著出現在十三個文選集裡，包括：《紐約時報》、《每日新聞》，和許多長島發行的刊物上。她獲得Jerry Lewis寫作獎，而且是Hofstra大學前任寫作老師。Christine和她先生Patrick，住在長島，正在寫第二本回憶錄。

Jennifer Pastiloff 是一個作家、瑜珈老師和很有名的網站The Manifest-Station的創辦人。Jennifer和她的Manifest-Station講習會及靜修會曾經上過*Good Morning America*和*CBS News*，紐約的雜誌：*Salon*、*The Rumpus*、*Oprah. com*，以及其他。她在紐約大學和Bucknell大學修習詩詞及寫作，她現在正要結束第一部書*Girl Power: You Are Enough*。她和她先生住在洛杉磯（當她不在飛機上時）。但是你可以在線上找到她，像 jenniferpastiloff.com或Twitter及Instagram@jenpastiloff。

Angela M. Giles Patel的作品出現在*The Healing Muse*，*The Nervous Breakdown*和*The Manifest-Station*。她的twitter是@domesticmuse，而且有靈感時會更新她的部落格 www.thenervousbreak-down.com。她住在麻薩諸塞州，她每一天征服這個世界一次。

Ruth Pennebaker的最新小說是*Women on the Verge of a Nervous Breakthrough*，這是三代女人生活在一個屋簷下的故事。還有六本其他的書，Ruth是《達拉斯晨報》的專欄作家，她的作品出現在紐約時報，德州月刊，和其他全國性的刊物上。她現在和藝術家Marian Henley正創作*Pucker Up! The Subversive Woman's Guide to Aging with Wit, Wine, Drama, Humor, Perspective*，還有*Occasional Good Cry*。她跟她狂熱的科學家丈夫住在德州奧斯丁，她的部落格是 www.geezersisters.com。

Alexa Rosalsky是College of William and Mary大學的大二生。她愛擊劍、學院生活、滑雪、寫作、讀書、她的家人，她的朋友、語言學，以及使得世界更好（以上不是按照先後次序），她花了整個大一的暑假在尼泊爾的一個孤兒院裡，她是老二，夾在兩個兄弟之間。

Elizabeth Rosner 是一名暢銷小說家、詩人，以及小品文作家，她住在加州柏克萊。她的第一部小說*The Speed of Light*，被翻譯成九種語言並且得到許多文學獎。她的第二本小說*Blue Nude*是一本舊金山時報年度最佳書。她二〇一四年的小說，*Electric City*，也被選爲NPR年度最佳書籍，和她的詩集*Gravity*，一同發行。她的論述出現在《紐約時報雜誌》、*Elle*、*the Forward*、*Hadassah Magazine*，以及許多文選集裡；她的詩是由*Poetry Magazine*、*Southern Poetry Review*，以及其他的出版社發行。她教導寫作課程而且講解現代文學。她的書評時常出現在舊金山時報及洛杉磯書評裡。請參觀她的網站 www.elizabethrosner.com。

Kathyn Rountree 是一個前任的電臺及電視名人。現在她有自己配音的錄音室替全國許多公司配音。她是*Performance Santa Fe*廣告業務執行長，而且正在處理她第一部影片劇本的後製程序。Katie已結婚，是兩個孩子的媽媽，住在新墨西哥州的Santa Fe。

Kitty Sheehan當過老師、公司訓練師、合股商店老闆，以及圖像設計師。現在是一個作家、編輯，以及攝影家，她是一年一度紐約Keene的Dartbrook Writers Retreat的創辦人及督導。她也是一個自由版權作家、社會媒體編輯及替許多出名的商標當顧問。她的經歷會使她頭痛。Kitty以前在*Hudson Valley Magazine*投稿，就像幾乎她認識的每一個人一樣，也在寫一本書。當她不寫書的時候，她製作珠寶及剪貼。她的網站是www.kittysheehan.com、Twitter @KittyASheehan。

Jenna Stone 是一位Fulbright學友（美國提供的國際交換學者計畫），並曾經當過高中老師。她是一個發表作者/數位書籍的藝術家，電臺節目「You've Got Moxie」的合作主持人，替iPinion

寫專欄，而且替CreateShops製作Creative Regressionist。她目前住在亞利桑那州的Saguaro高地。可參觀她的網頁www.linkedin.com/in/jstonesquared。

judywhite 是一位得獎的作家及攝影家，有多本非小說的書，包括百科全書、*Taylor's Guide to Orchids*（Houghton Mifflin出版）、Principal photographer在GardenPhotos.com，她擁有數千張的作品在主要的雜誌、書籍及廣告業務中。原先是一位神經生物學家，judywhite隨後在*Seventeen Magazine*擔任幽默專欄作家，從而展開她的寫作生涯。她的第一部影片劇本《Lies I Told My Little Sister》是關於她姐姐死後的餘波，已經被製作成一部得獎的劇情幽默影片，在二〇一五年發行。網站是 www.liesitoldmylittlesister.com。

Samantha White在她六年級時開始寫作，她在課堂的表演劇中寫作、自導及自演，劇名是《在法國的一個聖誕節》（A Christmas in France）。那時她從來沒有到過法國，也沒有與任何去過的人談過，但是她覺得有信心，因爲她知道那個字「créche」。Samantha從Joseph Heller和Kurt Vonnegut學習創造性寫作，而且當他們提供她出版代理人，她開始在寫作領域發展。她在舊金山的Theater Rhinoceros戲院參加了新人劇本寫作系列Emerging Playwrights。她的作品已在許多地方被採用及演出，包括紐約、倫敦、舊金山，以及北卡（如果你把法文劇也算在內的話）。她現在在寫關於青少年的書的第三集。